現代精神医学を
迷路に追い込んだ過剰診断

人生のあらゆる不幸に診断名をつける DSM の罪

著
ジョエル・パリス

訳
村 上 雅 昭

星 和 書 店

Seiwa Shoten Publishers

2-5 Kamitakaido 1-Chome
Suginamiku Tokyo 168-0074, Japan

Overdiagnosis in Psychiatry

How Modern Psychiatry Lost Its Way While Creating
a Diagnosis for Almost All of Life's Misfortunes

by

Joel Paris, M.D.

Professor of Psychiatry, McGill University

Translated from English

by

Masaaki Murakami, M.D., Ph.D.

● 目次

第Ⅰ部　背　景

第Ⅲ部　診断と正常性

序論 ⋯⋯⋯⋯⋯⋯⋯⋯⋯⋯⋯⋯⋯⋯⋯⋯⋯⋯⋯⋯⋯⋯⋯
精神医学にいったい何が起こったのか

　精神医学はその本質を見失い，私自身，自分が愛する職業に対して失望してしまっている。過剰診断は，我々が治療する当事者が置かれた状況を無視して，薬物による過剰治療と密接に関係している（足並みをそろえて同じ方向に進んでいると言える）。精神科医は，精神科医たらしめた真摯に傾聴する技術や臨床的な現象に細心の注意を払うということを忘れてしまった。この本は精神保健従事者を対象にして書いた。当事者や精神医学の行く末に関心がある多くの一般の人々を含んでのことである。そのような人たちは我々がどのようにしてこのような問題を抱えてしまったか知りたいであろう。

　私は常々，精神医学は生活や人生に関わっているから好きなのであると公言してきたが，今ではこれが真実ではなかったと気づいている。精神病理は人間の状態を定義するものではない。私は不幸と精神疾患を混同する可能性を恐れている。これは精神力動を専門とした前の世代の精神科医たちが犯した過ちである。彼らの理論は，症状ばかりではなくすべての正常心理に対してもそれらの理由づけをしようとした。今回は診断の境界を拡げようとしている生物学的精神医学を専門にする精神科医たちが，同じ過ちを犯そうとしている。

　近代精神医学は，長く確立されていた心理社会的な見方を拒絶し，狭い医学モデルの見解を採用した。米国国立精神保健研究所（National Institute of Mental Health；NIMH）から精神障

2

害者支援団体—アメリカ版家族会（National Alliance on Mental Illness）に至るまで，「精神医学は脳病」というモットーを採用した。このドグマは半分真実で半分虚偽である。すべて臨床的に観察できる現象が脳の内部でも起こることは否定しない。しかし，このことだけでは「こころ」は理解できない。

1980年に画期的なことが起きた。「アメリカ精神医学会（American Psychiatric Association：APA）」が「精神疾患の分類と診断の手引（Diagnostic Statistical Manual）」の第3版（DSM-Ⅲ）を採用した。これはすぐに世界の標準となった。その後，1994年に発刊されたDSM-Ⅳを含め，アメリカおよび世界の精神科医にとって，数十年にわたり，精神疾患を分類する主要なツールとなった。DSMは現在，第5版（DSM-5）になるが，多少の変更はあるものの本質的には同じものである。この中では，あらゆる心理的症状を，何百ものカテゴリーを駆使して苦悩から失望，障害を起こす疾患に至るまで記述する。DSMは人生の多くの災難・不運を診断可能なものとして，暗に精神医学が不幸への処方箋だと示唆している。

逆説的に言えば，精神医学が医学本来の本流に戻ることが重篤な精神疾患に焦点を当てることを促す結果になったかもしれないと考えられるだろう。これは専門家のケアが絶対的に必要な多くの患者の存在を考えると最も論理的なことである。しかし，外来，地域のクリニック，私的な開業医院で患者を診る精神科医は軽症な患者しか診ることはない。彼らは自分自身の仕事が診断システムによって認められ保険適応になることを願っている。これが，DSM-5が臨床医をしてすべての患者に精神科的診断を付与するのを促進させる理由である（結果的に，診断することで診療報酬の支払いを受け取ることも可能になる）。このような経済的

要素が，人間の状態を「医療化」する誘惑を抵抗不能なものとした。

　精神医学の中で最も嘆かわしい変化と言えば，現在の実践方法である。患者は 10 〜 15 分間の診療時間を与えられるが，この中では日頃の出来事を話す余裕はない。診断は即刻，しかもたびたび不正確に下される。精神科医は傾聴して最近の出来事について尋ねるよりも，DSM マニュアルに記載された，まるでパロディのような診断基準症状のチェックリストに集中する。これらの質問への回答に基づいてほとんどあらゆる問題に対する処方箋が切られ，それは患者が行き詰まり，悩むたびに「調整」される。そして，診療時間が短くなればなるほど儲かる仕組みになっていることも指摘する必要がある。この仕事のスタイルは，精神障害が分子レベルで不調を起こしているとする立場の精神科医やその他の専門家には受け入れられている。また，一般的な精神疾患に処方される薬剤料が多いほど利益を得られる製薬会社にとっても好都合である。

　これらの理由によって，私自身は多くの同僚が精神医療を実践するスタイルに批判的になった。しかし，悪意があってこれらの間違いが行われているわけではない。彼らは患者のために最善を尽くしていると信じているし，精神療法と傾聴は古いスタイルの臨床方法であり無知蒙昧な時代の産物であると思っているのである。すべての患者に，たとえ何の科学的根拠がなくても何らかの手助けはしたいと思っている。彼ら自身もまた，かような臨床実践を強化するような社会的環境に住んでいるのである。

　その結果，精神障害の重大な過剰診断や，患者の重大な過剰治療につながっている。私は，この風潮に抗うためにこの本を書いた。精神医学の領域が拡がりすぎたというメッセージを発信した

いと思っている。Freud が一時期，「普通の人間の不幸」と呼んだ状態に対して治療を施す代わりに，自分たちを最も必要としている重大な精神疾患に苦しむ患者に焦点を当てるべきである。普通の状態にある人間を診断する必要はない。

医学の過剰診断

何も医学分野の中で精神医学だけに，人生の不幸な出来事を医療化する傾向があるわけではない。1つの流れは，Moynihan ら（2002）が指摘した「病気を商売にする」ことである。すなわち，正常の偏奇に入るものを病理として疾患として治療の対象とすることである。この医学の過激な膨張とその結果としての過剰診断は，多くの要素を反映している。すなわち，医師の自らの領域を拡大したいという願望，苦悩から解放される手立てを見つけ出したいという患者の希望，製薬業界の圧倒的で大規模な宣伝である。危険なのは，診断に熱中するあまりに，病んだ人を助けることができず健康な人を傷つけてしまうことである。

もう1つの過剰診断の理由としては，可能な限り早期に疾患を同定して治療しようという期待がある。これはがん専門医が長年の目標としてきたことである。例えば，一般の人はマンモグラフィーを使ったり，PSA（prostate-specific antigen，前立腺特異抗原）を測定してスクリーニングしたりして，大きな公共的プログラムを推進してきた。これらの手段の結果がまちまちであっても，多くの医師はスクリーニングをしないよりはする方がましであると考えている。また，多くの患者も同様である。

精神医学でも同様な考え方がそれなりの影響力を持っていた。それはうつ病に適応され，大がかりなスクリーニングテストが実施されたりもした。残念ながらこれらの手段は，「苦悩・苦

痛」を拾い上げるものの治療可能な疾患を特定するのは難しく，その重症度はさらに評価しにくい。自助努力で克服可能なエピソードを病理化することは，スクリーニングの益よりも害が多い（Thombs et al., 2008）。同様に早期精神病の同定の動き（McGorry et al., 2010）は同じような問題に直面する。臨床的に潜在性の症状は必ずしも顕在性疾患へとは発展しない。

　医学における過剰診断は必要以上に人々を不安にし，無益で無駄な治療につながる。おそらく，その最大の問題は，一番ケアを必要としている重篤な患者から，病気でない人や症状があっても治療をしなくても回復が期待できる人に，社会資源を逸らしてしまうことである。精神科医は「心配しているが病気ではない」人や単に難局に直面している人に領域を拡げなくても，他に十分すぎるほど仕事がある。

　精神疾患と通常の不幸を峻別できる定義を確立できれば，世の中はもっと簡単なものになるだろう。しかし，Allen Frances（2013）が検討した結果，それはほとんど不可能であると立証された。DSM のそれぞれの版がそれを提示しようと試みたが，それぞれの定義の何が疾患であり，何が人間の人生の中で遭遇する試練であるかの主観的判断を要求される。こうして，生きる上での問題を医療化することがより容易になってしまった。

DSM-5 のせいにするな！

　精神医学が現在立たされている窮地と精神疾患の過剰診断の問題に対し，DSM にはどれほどの責任があるのか。DSM-5 の発刊に際して，精神医学に批判的立場を取る人はその診断システムをもてあそんだ。Allen Frances のような関係者すら「正常」の概念を確保することに集中し，多くの人々がそうであるように単

に人生と格闘している人に精神科診断を拡大しないようにした。精神分析医である Garry Greenberg（2013）のような部外者は，DSM-5 が抱える問題を土台にして精神医学の学問としての信憑性を攻撃した。

　私自身の見解は，前回出版した本（Paris, 2013）から発展して，DSM-5 をより広い視点から眺める必要があるという点である。最終版だけをもとにして，精神医学の本質を変え，将来も変えようとしている流れを説明するのは，公平な行為とは言えない。診断マニュアルはさまざまな形で適応できるものである。慎重に実施すれば，必ずしも過剰診断と過剰治療につながるわけではない。また，DSM が，症状のみに焦点を当てて，患者の理解とその生活史の理解を除外することを強制しているわけではない。

　現場の臨床医は「本当の医者」にならなければいけないという不安にかられて神経科学に基づいた考え方を採用した（Paris, 2008a）。製薬資本に強く影響された，「精神障害は脳病でしかない」という信念が，問題の源にある。患者が受け取る処方箋を書くのは精神科医ではなく，多くは家庭医であり内科医である。しかし，専門医として，精神科医はプライマリケアに大きな影響力を持っている。家庭医が精神科医に相談すれば，薬剤は少量ではなくより多く処方するように勧められるのが大方の場合である。私は自分が，家庭医に相談されたときに「患者が薬剤を過量投与され精神療法が真剣に考慮されていない」と応える唯一の精神科医ではないかと時々考えてしまう。

　1980 年に DSM-III が導入されたときに，私は個人的に新しいシステムを強く支持していた。DSM-I は医学部で習い DSM-II はレジデントのときに教わった。多くの精神科医がそうであるように，これらの DSM-I，DSM-II の理論的な妥当性の欠如

とずさんな定義には失望した。さらに，多くの精神科医はほとん
どの基本的な診断に対しても同意できないでいた。明確な判断基
準がない中で，患者は3人の精神科医を受診すれば3通りの違
う診断を受ける可能性がある。科学的妥当性を獲得するには，診
断システムをより確実で信用できるものにする必要があった。未
だ意見の不一致はあるが，それはDSMのそれぞれの版が書かれ
た事情や背景にあるわけではない。臨床医は直感的に診断するの
であって，必ずしもDSMのガイドラインを忠実に守っているわ
けではない（Zimmerman and Galione, 2010）。

　DSM-5においてですら，最新の実地試験が残念な結果を示す
ように，診断に対する妥当性は問題視されている（Regier et al.,
2013）。さらにマニュアルで記載してあるカテゴリーのすべての
診断は，生物学的指標が確認されていない症候と症状をもとにし
ており妥当性に乏しい。その点では，DSM-5は以前の版と何ら
変わりはない。これは必然的にそうなったので，好んでこうなっ
たわけではない。なぜなら他の医学分野と違いその診断分類を認
証する生物学的指標が一切存在しないからである。

　偏頭痛のような全体的によく理解されていない症候群の場合
は，生物学的指標なしでも有効な治療をすることは可能ではあ
る。さらには他の多くの医学専門分野と同じように患者を治すこ
とは治している（Leucht et al., 2012）。しかし，未だ臨床的な観察
結果を客観的に測定されたデータとして落とし込むことはできな
いでいる。将来的には生物学的指標が疾患の背景にあるメカニズ
ムに臨床医を導く可能性はある。我々のすべての疑問に答えるわ
けではないが，それが仮に手に入れば過剰診断の問題は避けられ
る可能性がある。また，現時点でも精神疾患の原因はほとんど未
解明のまま残されている。それが臨床診断が未だに不正確で不確

8

実な理由である。これは DSM-5 のせいにはできない。マニュアルは単に我々の知識の不完全さを反映しているにすぎない。

診断の流行・廃り

　知識が不足しているからこそ，精神科医は精神障害を診断する閾値について慎重であるべきである。しかし，過去数十年を振り返っても，さらに新たな診断名を創出するのに熱心で，それがさらに誇張され流布されて「診断的流行」となる。現在の診断基準（ないし，現行基準の拡大版）を使用することで，現在の一般的な精神疾患はどこでも見られるものとなった。

　Frances（2013）は，精神医学のいくつかの診断名の有病率がここ数年で 2 倍，3 倍，4 倍になったという有用な指摘をしている。例えば人口の半分以上の人が生きている間に DSM が記載している「大うつ病」を罹患する可能性があるというのである（Moffin et al., 2009）。しかし，この高い数字は，単に我々がこの診断を下すときの人為的なミスである可能性がある。この問題は何十年も遡ることになる。このときに精神医学はうつ病の過度に包括的な診断基準を採用したからである。感情障害の概念が「不幸」と融合されてしまっているので，真のうつ病の有病率を知るのは非常に困難である。

　最近になって，従来，稀にしか発症しない 3 つの疾患，双極性障害，注意欠陥多動性障害（ADHD），心的外傷後ストレス障害（PTSD）が頻繁に診断されるようになった。さらに，自閉症のように非常に稀とされた障害も多くの患者で診断されている。新たな分類の目的は，治療の選択肢を提供すること（例：双極性障害，ADHD），または臨床的に興味深い課題として障害の枠組みの中に分類すること（例：PTSD），あるいはより広範囲の治療

を受ける対象として分類すること（例：自閉症）である。

　これらの臨床実践の現場における変化は，科学的進歩よりも診断上の流行が存在することを物語っている。診断上の流行は精神科医たちがすでに診た患者を単に再度ラベリングするだけである。新たな分類は，双極性障害や ADHD のように新たな治療の選択肢を提供するか，または PTSD のように臨床的に興味深い課題を障害の枠組みの中に分類するか，自閉症のように診断された場合はより治療の選択肢が拡がる可能性がある場合に考案されている。

　診断上の流行には本質的な危機が潜んでいる。大抵は不正確で不必要な治療につながるのである。さらに，潜在的で非臨床的な現象に対して診断を拡大することは，診断分類の妥当性を危険にさらすことになる。最後に，新たな診断を創出するのに熱心になることは，精神科医が精神病理と正常を分ける努力の妨げになる。大うつ病が好例である。一般人口の 11％が現在，抗うつ薬を服用している（Pratt et al., 2011）。この数字は，この種の薬剤が一般的に処方される障害の有病率よりも高い。これらの「化学物質」の処方は頻繁に「承認適応外」として使用されている（Mojtabai and Olfson, 2011）。

　これらの問題を解決する手っ取り早い方法は存在しない。明確な判断基準が存在しない以上，スクリーニングの道具や尺度には暫定的な妥当性しかないと言える。精神科的診断は良くて「共通言語」でしかなく，現在の分類を「本物」として扱ってはならない。本書では，正確な診断に到達する困難さ，過剰診断の危険とそれに伴う過剰治療と，実際に何が正常であるかを認識する際の問題を明確にしたい。

第Ⅰ部

●

背　景

1　精神科の診断

診断とはなんぞや，そして診断とは言えないものは？

　医学とは，研究対象として治療する現象を分類する必要がある
応用科学であると言える。また，「病い（illness）」の特徴は，論
理的で科学的な方法で記述されなければならない。しかし「疾患
（disease）」の分類には，6つのクォークや92の自然の化学元素
と同等の正確さはない。「病い」は生物学の種の分類と比較した
方がわかりやすい。それらの境界領域は不明確であり，重複する
部分がある。

　診断は理想的には特異的な原因論的過程に関連した病理的な推
移に依拠すべきである。エンドフェノタイプという用語はフェノ
タイプと違って疾患の根底にある機序を指し，臨床的特徴を直接
観察することが可能である。医学では，フェノタイプは数種類の
疾患しか確認できていない。それが現実であっても，診断は多く
の役割を果たしている。医学研究の指標となり，原因究明の研
究，有病率，予後，治療の方法を探ることが可能となるのであ
る。専門家同士の手軽なコミュニケーションの道具にもなる。最
後に，なぜ，どのようにして患者が病気になったかを説明するこ
とで，彼らの手助けにもなる。

　症状が集まって症候群を形成する。しかし，特定の原因がな
い限り，症候群は「疾患」ではない。多くの精神科の病いが
症候群として残っているので，精神科ではその分類を「障害
（disorder）」として記述している。言い換えれば，他科が疾患と

して扱う医学的状態と同等に扱う資格はない。我々は時折，精神障害が根本的な根拠に欠ける安易なレッテルでしかないことを忘れがちである。

　さらに，多様な原因が隠されている可能性がある単一の症状を記述するのに，医学的診断を使用してはならない。この間違いの好例が，DSM-5 のときに提案されたものの最終的には採用されなかった「自殺傾向」を新たに別個の分類として新設しようとしたことである。どのような症状でも，標準的な尺度を使用すれば記述は可能である。ただし，症状が共通の機序を反映しない限り診断マニュアルには属さない。最後に，診断は政治的，社会的な声明であってはならない。苦しんでいる患者が目の前に存在するからといって，その苦しみに同情して PTSD の診断を下してはならない。

　過剰診断は一般的には，理論的な概念や治療方法が存在するために熱心で熱狂的になった結果である。しかし，病いのカテゴリーを拡張させれば，本来の精神病理を分類するという目的をおろそかにしてしまう。仮に診断がスペクトラムに融合するようなことがあれば，お互いの境界は定かではなくなってしまい，原因究明の研究の妨げとなってしまう。DSM-5 は DSM-Ⅳ よりも少ない診断を定義しようとしたが，それでも多すぎる。現時点では，意味のある疾患「スペクトラム」を定義することでその数を減らすには知識不足である。

精神科診断の現在

　医学は，正確な診断が有効な治療につながるときに一番機能する。反対に過剰診断は，無益で有害な治療につながる不正確さのもとになる。1 つの問題しか抱えていない患者にあたかも他の問

題があるように対応したり，健康であったり軽い症状しかない患者に重篤な状態にある患者に施すのと同じ対応をした場合には，当然，間違った治療になってしまう。

　機序に対する知見が欠如していても，精神医学はいくつかの有効な治療法を持ち合わせている。精神医学の薬物療法のエフェクトサイズは他の医学分野にも匹敵する規模であり（Leucht et al., 2012），そして多くの種類の精神療法は有効であると臨床試験（治療実験）は示している（Lambert, 2013）。一般的には，重症な患者にはほとんど薬物療法が必要だが，軽症であったり中等症の患者は，しっかりと構造化された精神療法で，薬物療法と同等かそれ以上に軽快する。しかし現実は，反応が悪かったり，薬物を必要としない場合でも，薬物だけで治療をするのがほとんどである。この風潮が現在の臨床現場を支配している（Mojtabai and Olfson, 2008）。これは古い諺で言われている「トンカチを手にしているとすべてが釘に見える」のと同じである。理想的には，薬物療法が必要である患者と，薬物の使用の重要度が低い患者や使用しても効果が疑わしい患者を区別することに，診断を役立たせるべきである。しかし，これが現実に起きていることではない。何が起きているかと言えば，現存する診断分類の過剰使用により，薬物療法はすべての患者で使用することが正当化されているということである。

　究極的には，人がなぜ病気を発症するかをよく理解した上で，精神医学の診断を下さなければならない。我々はその地平にたどり着いていないだけである。過去に精神医学は生物－心理－社会モデルを支持していた（Engel, 1980）。そこでは，生物学的要因，心理的要因，社会的要因と多くの要因が，原因にも治療にも考慮されていた。このモデルは，精神障害は「脳の障害でしかない」

という還元主義的なアプローチに取ってかわられた。精神医学の研究をリードする人たちは専門分野を，その実践は「応用神経科学」を含む神経学の１つの部門として再定義したがっている（Insel and Quirion, 2005）。このモデルは，精神障害の原因論に対しての説明が十分なされていない。そして，治療論に対しては指針にするには心もとない。我々はしばしば神経科学のさらなる進歩を待つしかないと言われている。飛躍的な進歩は目と鼻の先にあるはずであると常に言われ続けてきた。残念ながら，いくら待ち続けてもその見通しは見えてこない。

　生物学的還元主義は精神医学の研究分野では支配的である。神経科学のモデルは NIMH に強く支持されている。その所長である Thomas Insel はプレーリーハタネズミの研究で有名である。マスコミがたびたび Insel 博士のことをアメリカの精神医療の最大のボスとして取り上げるが，真実とは程遠い話である。NIMHの長官は実際には精神医学を廃止し神経学と統合したがっている（Insel and Quirion, 2005）。2013 年 に は，NIMH に 研 究 資 金を応募する際には研究者は研究領域基準（Research Domain Criteria；RDoC）（Insel et al., 2010）という新しいシステムに賛同するために DSM-5 を避けるように助言を受けたという。RDoCは精神病理の多元的なマトリックスを記述している。理論的にはさまざまなレベルで展開し評価される。この新たなシステムはひいき目に見ても大雑把であり，ほとんど空虚（内容は空疎）と言える。空欄が徐々に埋まることに自信を持っているとすれば，RDoC の「筋金入りの信者」でしかない。

　その間に，精神科医は自身の持てる技量を実践して難しい患者を治療する努力を続ける。神経科学の新たな優れた世界が実現するのを 50 年間待ってはいられないのである。RDoC の最終的運

命は不明である。しかし，類似した提案は過去にもなされている（Eisenberg, 1986）。そしてそれらは，今では歴史的な珍奇なものとして記憶されているにすぎない。

　幸いにも，診断を下すのに，分子レベル，細胞レベルでの臨床的現象を理解する必要はない。精神医学は他の医学分野に比較して，正確とは言い難いが注意深い臨床的な観察を実践することで多くの患者を助けてきた。さらに，精神医学を有用にした実証的発見は，実験データに基づくというより臨床的観察によるものであった。双極性障害Ⅰ型が lithium に特異的に反応することを見つけ出すのに，神経科学は必要ではなかった（さらに言えば，なぜ lithium が脳内で作用するのか未だわかっていない）。科学的論拠に基づく治療が徐々に増加しつつある精神療法の分野でも，うつ状態，不安状態，摂食障害，パーソナリティ障害の幅広い分野で特異的な心理的介入が有効であることを見つけるのに，神経科学は必要ではない。

　それにもかかわらず，仮に症状や兆候が生物学的指標により補強されれば，精神医学における診断はより安定した土台を持つことになる。これらの生物学的指標は心理社会的な決定要因がある障害自体にも関連がある可能性がある。なぜならば，心理的過程自体が脳に影響を及ぼすからである。では，なぜ精神医学には生物学的指標が存在しないのだろうか。医学的診断の歴史を振り返ることで，この疑問は明らかになるかもしれない。

医学と精神医学の中での生物学的指標

　100 年ほど前までは，医学診断は現在の精神科診断が抱えているように問題だらけであった。患者は確定した原因や過程がある病気としてではなく，貧血，腫脹や疼痛のように病気の兆候や症

状によって分類されていた。治療もまた症状によって決定されていた。「疾患」という概念は長時間をかけて形成されていった。

　医師たちは19世紀の終わりに，顕微鏡下で培養と観察が可能な微生物による感染症のように特定の原因を同定できる方法を知ることになる。医師たちはさらに剖検や生検を実施することで臨床診断を評価し臓器の病理変化を直接的に観察することを可能にした。これらのことは多くの疾患にとって非常に有益なものになった。そうであっても疾患を分類することに関しては，患者の生体から生物学的指標を評価できる技術を発展させるまでは，医学は未だ混乱した状態にあった。このような血液検査と画像診断は近代医学の診断の重要な要素である。

　したがって医学は，生物学的指標が治療の対象となるすべての疾患ではないにしても，疾患の過程を客観的に示すことで，より科学的なものとなった（一部の状態は精神医学がそうであるように症候群として残っている）。生物化学的方法は疾病に関連した生理学的な変化を評価可能にする。画像は身体の臓器のそのままの状態を観察することを可能にして，それまでは推測しかできなかった異常をピンポイントで観察可能とした。近年ではいくつかの疾患がゲノムの変化との関連を指摘されている。これらの方法は引き続き21世紀の医学診断を形成するであろう。

　精神医学は未だその診断を立証する上記のような生物学的指標を発見していないし，生物学的指標は皆無である。過去の20年間の神経科学の進歩にもかかわらず，臨床現場に応用できる発見を待っているのである。現時点で適応可能なものは皆無である。残念なことに脳の活動が画像で美しく提示され，神経科学はすべてがあたかも解決されたかのように過剰に喧伝され多くの人々を惑わしている（Satel and Lillienfeld, 2013）。ところがこれらの科学

的進歩の恩恵に授かった患者は未だにいない。

　何年にもわたって最初でつまずいている。血液検査は精神医学では有用ではない。脳血管関門の存在のため末梢の血液は中枢神経系の神経科学的状態を反映しない。間接的に神経伝達物質の活動や脳ホルモンの計測しかできない。これらの手段は研究では使用されていたが，これまで臨床では応用されたことがない。同様に多くの研究が磁気共鳴機能画像法（fMRI）のような画像診断を精神障害に応用してきたが，結果は常に示唆に富むものではあるものの非特異的であった。これらの画像診断方法は将来的には洗練されてくるであろうが，現在のどのような精神障害であれ，感度よく特異的に分類して同定する方法は確立していない。脳の局所を同定する学問的分野は精神科と言うより神経内科の分野であった。RutterとUher（2012）は，精神科医が治療の対象とする主要な精神障害に対する画像診断の影響は「無益である－得るものがない」とした。脳スキャンの結果を見て診断がつくようなことはないのである。

　医学における遺伝研究は，腫瘍学に関しては実際的な価値が認められるが，精神医学に関しては期待外れである（Hyman, 2011）。今まで研究されてきた遺伝的マーカーもいかなる診断にも特異的なものはなく，どのような疾患に対しても1％以上の結果のばらつきを説明することにはならない。これはもしかすると我々が正しいカテゴリーを持たないからかもしれない。そして，エンドフェノタイプの発見を待つしかないのかもしれない。行動遺伝学で一部確立されている疾患でも，遺伝の可能性は高いがその機制は不明である。主な問題は多くの遺伝子の間の相互作用か遺伝と環境の間の相互作用やエピジェネティク（遺伝子のスイッチがオンかオフかを決定する仕組み）の中で起こる複雑な相互

関係による。このことから，統合失調症（や他の精神疾患）の「遺伝子」を発見しようとするのは認識が甘いと言えるのである（Kendler, 2005）。遺伝子研究はやがては脆弱性を同定するのには役立つであろうが，近い将来ということはないと思われる（Uher and Rutter, 2012）。

　簡単に言ってしまうと，精神医学は大方，他の医学の100年前のような状態である。確かな診断を求めて続く長い旅の始まりにいるにすぎない。この状況は驚くべきことではない。もし，肝臓とか腎臓を研究対象としていれば，多くの細胞や細胞群は大方同じ機能を発揮する。しかし，脳のすべての神経細胞は程度の差はあるものの，特異的でありそれが100億個もあり，それがネットワークにつながってその数は1兆にもなる。神経ネットワークの研究がやがてはこれらの圧倒的な複雑さを整理するようになるであろうが（Zorumski and Rubin, 2011），精神症状と特定の脳の局在を確かに結びつける発見をするとは考えにくい。なぜならば，それぞれの神経システムは臨床的転帰にはわずかに部分的に寄与するだけだからである。もしこの種の生物学的マーカーを発見できるとすれば，脳のスキャンのようではなく将来のテクノロジーしか扱えないような複雑さを反映しているであろう。つまり，分子遺伝学を創生したような突破口に対する期待は科学者，政治家そして一般大衆に対しても魅力的であろうが，短期間に解決するには問題はあまりにも複雑である。

　来たるべき数世紀の間に漸進的な進歩が見られるであろうが，その間にも多くの障害が立ちふさがるであろう。まず，生物学的マーカーに関する研究はお金がかかり，一般には少数例で使用されるだけなので，必然的に全体を代表するものではなくなる。画像診断では研究者らは20症例にも満たない症例数でその差異を

指摘する。遺伝研究では，単独で大きな影響を持つ遺伝子はない。その遺伝子の微細な差異を捉えるにも多くの症例を集めて十分な準備を整えなければならず，その1つ1つの遺伝子が他の遺伝子や環境の影響を受ける可能性がある。

　精神科診断を可能にする生物学的マーカーを探す道程は短期的には失望するものの，長期にわたって見れば大きな希望でもある。臨床家にとって基本的な認識を欠かさず忘れずにいることは，過剰診断への自戒の気持ちを促進することになる。

　ついに生物学的マーカーを我々が発見したとしても，「こころ」がどのように作用するか必要なデータをすべて提供してくれるわけではない。専門家の一部（Fulford et al., 2006）は，医学的診断を正当化する必要があるのか，十分信用できるのか，質問を投げかけた。なぜなら診断に過剰に頼ることは病いが持つ心理社会的な要素を過小に評価するおそれがあるからである。私の意見は，生物学的マーカーは潜在的には大変有用だが，理念的に，また実際の臨床上は不完全なものであると思う。

　かつて新たな技術が発展したときに医学は飛躍的に進歩した。この本を読んでいる読者が存命のうちに未だ見ぬ技術が精神医学を劇的に変える可能性はある。その可能性はあっても，劇的な現状打破に期待するよりも漸進的な変化に期待する方がより現実的である。「こころ」のように複雑な対象を相手にしている場合には，思考，感情，行動を細胞レベルに還元することはできない。

スクリーニングと心理テスト

　生物学的マーカーが存在しない中で，精神医学と臨床心理学は現象学に焦点を当てる必要性があった。それは，専門家が直接観察できるものであり，また，患者が直接訴えるものである。臨床

家の職人技と言えば，正しい質問をしてその反応を正確に観察することである。精神状態は，自らの状態を語るように臨床家が問いかけるか，それらを臨床家が評価・評点することによって測定される。

これらの方法は心理測定を実施することでより妥当性が高まる（文字どおり「こころ」を測定する）。心理学で最も一般的な方法は自記式（self-report questionaire）の質問紙法である。これらの質問紙は特別な方法で開発された（質問が適切かを確認するための項目分析や具体的な下位スケールを作成するための因子分析）。これらのスケールは心理学的研究の基本であり，人格傾向から生活の質（QOL）まですべてを測定するのに使用されている。人が己の問題を一番よく理解しているのかと疑問を抱く人もいるが，一般的に自己申告は臨床的観察よりも信頼できる。

心理学者は正常の中の変異に関心があるので，自記式の方法は地域住民を対象にして広く採用されている。問題は質問紙が臨床的診断に有用であるのか，単に量的数字を出すことで「科学的」な印象を与えるだけであるのか，である。実際には，より詳細に調べる必要がある患者を同定するスクリーニングの方法として使用されるだけである。後述するように，双極性障害や ADHD の診断はこのような自記式の質問紙によってなされ，それが，過剰診断が起きた主要な原因であると言える。

もう 1 つの測定方法は臨床家による評価である。このような「半構造化された」面接は，評価者が自分の言葉で質問できるように一連の標準的な質問を提供している。この方法が DSM 診断の根底にある。しかし，診断的面接は重大な項目が見逃されないように診断基準を精巧に作りあげている。しかし，この種の有効な判断を下すには訓練が必要である。なぜならば，質問に対する

答えには一定程度の解釈の幅がある可能性が残されているからである。半構造化面接の利点は，臨床家が診断を飛ばしたり一気に1つの項目から結論には到達できない，という点である。

　しかし，半構造化面接には「絶対的な判断基準」が存在しないし，多くが DSM の診断基準に直接基づいているので，測定しようとしているカテゴリー以上に妥当性があるはずはない。これらの方法は，研究では1つのサンプルの中で患者がおよそ同じような精神病理であると保証してくれる点で貴重である。しかし，診断の妥当性は必ずしも増加しないし，過剰診断を防止するわけでもない。

　1つの良い例が疫学調査で類似した面接が用いられるときの問題である（Akiskal et al., 2006）。もし，頻繁に評価を実施する研究助手が実施した場合は，疾患が判定される頻度はより教育を受けた観察者の臨床体験と同様のものではない。そして考えられる問題は過小評価ではなく過大評価である。

　最後に，心理テストのデータは，患者によって測定された場合でも臨床家によって測定された場合でも，それらはすべて兆候と症状に基づいている。必ずしも臨床症状の背後に潜む不明なメカニズムやいずれ見つかる可能性がある生物学的な経路に結びついているわけではない。臨床評価がいかに正確であろうとも，臨床的分類が暫定的に有用なのは，精神疾患のより本質的な理解が深まるまでの間だけである。

　一方で，生物学的マーカーはこれらの質問に完全に応えてくれるわけではないが，原則的には疾患のもととなる原因に迫る可能性がある。これらなしでは，精神科における診断は単に兆候と症状を呈する患者との安易な意思疎通手段となってしまう。「こころ」とその病いの研究は大きく複雑な挑戦であり，問題と疑問が

満載されている。正直な精神科医はそれらに応えるには，研究に
何十年という月日がかかると認めるであろう。これが精神医学の
現状であり，その限界を認める必要がある。

過剰診断と過少診断

　人生は決断の連続である。それは利益につながることもある
し，危険を伴うこともある。これらの選択は精神病理の存在に
よって変化する。不安な気分で覆われているときは危険を拡大視
して重要な決断をするのを妨げてしまう。衝動性は危険を過小評
価し，良くない結果につながるような深く考えない行動をとって
しまう。

　良い結果にも悪い結果にもつながり得る同じようなジレンマは
臨床的な診断にも通じる。もし我々が患者を過少診断すれば，治
療し得る疾患を見逃すことになる。一方，過剰診断は存在しない
疾患を治療することにつながる。正しいバランスを見つけるのは
容易ではない。

　技術的にはこれらの選択の結果は感度と特異度の概念を持って
定量化される（Altman and Bland, 1994）。どのような疾患にも，原
則的には真の陽性，偽陽性，真の陰性，偽陰性がある。感度は正
しく認識された真の陽性の割合である。そして特異度は正しく認
識された真の陰性の割合である（真の陽性と真から偽陽性への割
合は陽性予測率である）。

　感度と特異度は相矛盾するものである。正しい選択は過少診断
か過剰診断のどちらかに大きな危険があるかによる。感度が低す
ぎる場合は過少診断が考えられる。しかし感度が高すぎれば過剰
診断の危険性がある。偽陰性があまりにも多ければ治療可能な疾
患を見逃している可能性がある。しかしあまりにも多くの偽陽性

がある場合は，その判断基準は警戒警報を出すべきではないとき
に出してしまっているようなものである。

　過剰診断が過少診断より多い可能性を示唆する十分な理由があ
る。偽陽性にバイアスがかかるのは医学の常である。すべての医
学生が常に何も見逃すなと教わっているからである。しかし，医
者が診る多くの状態はごくありふれたものである。医学界には，
「ひづめの音を聞いたらシマウマではなく馬を考えろ」という古
い言い伝えがある。ありふれた臨床的画像を理解するだけで良い
医者になれるというのである。そして経験を積めば 5 分か 10 分
でそのほとんどのものを把握できるようになる。

　そうであっても医者は診断の間違いやごく稀な疾患のことを語
りたがる。こうした症例の多くは臨床病理検討会の事例となる。
学生時代に研修医が非常に稀な副甲状腺機能亢進症を見逃したと
いう出来事があった。平素の臨床実践の中でこのような非常に稀
な症例を常に見つけようとするのは，実際的ではなく，役にも立
たない。無益で有害な治療につながる過剰診断に焦点を当てる話
は多くない。この不公平さは「やればできる」という発想を反映
し，あらゆる努力は積極的な介入を可能にする診断分類の確立の
ためにある。

　精神科的診断は高い壁に直面している。結論を導き出す絶対的
な基準がなければ，その分類は真に正しいとは決して言えない。
その理由で特異度と感度が観察可能な基準で DSM の診断を支持
しているかに言及される。現在の診断は良くても現象学のみに依
拠しているのであって，まだ発見されてない真の疾患の大まかな
表現型でしかない。

統合失調症：過剰診断と過少診断

　疾患が目立たないものであれば，診断が多少，過少診断される可能性が高い。こうしたことは疾患の経過が非常に慢性的であったり有効な治療がなかったり複雑な場合に起こり得る。その良い例が我々の日常診療の中で最も重要な状態である統合失調症である。

　どのような精神疾患でも，過少診断されているか過剰診断されているか断定するのは困難である。絶対的な基準がない限り確実なことは言えない。この問題に関して光を当てた実証的な研究は少ない。しかし私の臨床体験の中で，統合失調症の診断を下すのを躊躇する精神科医が増えているのを感じる。

　精神医学のまさに中心問題である診断を下すのに，過少診断のおそれがあるとは誰も思わないだろう。結局のところ，この疾患を特徴づける精神症状を管理する有力な道具（抗精神病薬）を持ち合わせている。しかしながら疾患の長期予後は不明か不良である。こうした理由から，精神科医はたとえその状態が明らかに統合失調症であっても，診断を下すのを躊躇してしまう。

　しかし 50 年前は，アメリカの精神科医はほとんどの精神病患者を統合失調症と診断していた。「偽神経症的統合失調症」という診断もあったくらいである（Hoch et al., 1962）。こうした患者たちは現代では重篤な不安障害やパーソナリティ障害と見なされるであろう。この診断の大きな理由としては，抗精神病薬を処方したかったからである。この時期は抗精神病薬が登場したまさに初期の栄光の時期であって，問題となる副作用はまだあまり知られていなかった。

　さらに 50 年前は，統合失調症の診断基準は広く，診断の拡大

を許していた。そのときはまだ lithum が使用されていなかったので，統合失調症と双極性障害を鑑別することにはさほど意味がなかった。仮に両者が抗精神病薬を処方されていたら，診断は治療に何ら影響を与えていなかっただろう。もう 1 つの問題は，統合失調症が現在もそうであるように，生物学的マーカーが存在しない異種の症候群だということである。その疾患は経過でさえ一定ではない（Craddock and Owen, 2005）。

ある研究プロジェクトが状況を変えた。"New York-London" 研究である（Cooper et al., 1972）。この研究は，診断ではいかに事実よりも流行が重視されるかを示した。1960 年代には，鑑別診断に興味があった研究者がアメリカの精神科医に精神病患者の面接フィルムを見せると，彼らは一般的に統合失調症と診断した。一方，イギリスの精神科医にも同じフィルムを見せると，彼らは一般的に躁病と診断したという。

1970 年に lithum が広く出回るようになった。そうすると鑑別診断が決定的に重要となった。なぜなら lithum は躁うつの再発に有効であり，抗精神病薬のみで維持されていた患者では再発の予防は不可能だったからである。Abrams と Taylor（1981）は統合失調症と双極性障害の鑑別診断で両者の臨床的特徴を明らかにした。それまではドイツ人精神科医である Kurt Schneider（1959）によって記載された一連の「一級」症状が統合失調症には特異的であると信じられていた（これは私がレジデント時代に実際に習ったことであり，みんなで Schneider の一級症状を一生懸命に暗記した）。しかし Abrams と Taylor は，これらの症状は躁病でも統合失調症でも一般的に見られるものであり，どちらの診断にも特異的な指標とはなり得ないことを示した。

若い精神科医は lithum が一時期は魔法の薬であり医学治療の

歴史の中で最も大きなブレイクスルーの1つであったことを知らないだろう。その当時の精神科医がその恩恵を受けたいがために難しい症例を「躁うつ病」（manic depressive）と診断し直す誘惑にかられたのは十分理解できる。一方で，統合失調症は過去に過剰診断されてきたが，今ではそれほど多くはなくなった。診断の流行は極端から極端へと変わる可能性がある。

　今日でさえも統合失調症は過少診断の可能性がある。臨床家は難治性の症例と格闘していると，時にこの診断を避ける方法を見つけたがる。一部の患者は部分的回復を見せるものの長期予後研究ではその様子が比較的良くないということは，この種の精神病と躁うつ病の鑑別をつけたドイツ人精神科医である Emil Kraepelin 時代と変わっていない（Jobe and Harrow, 2005）。これは気分に関する症状に焦点を当てる診断を好む傾向の説明となる。

　しかし統合失調症とする診断を控えたがる理由も存在する。これは最近の早期介入に対する関心である。早期の段階であれば疾患をより有効に治療できるとする考え方である（McGorry et al., 2010）。しかし統合失調症を思春期に診断するのは有利だが，早期の治療が実際に長期予後を改善することは証明されていない。

　他の医学分野でも早期診断の傾向があるのを我々は目撃している。その意図がいかに善意のものであっても，その発展自体が問題をはらんでいる。例えば，脂質レベルが高い患者はすべてがスタチンを服用する必要があるのか。なぜなら高血圧，肥満，喫煙，血糖値が心臓疾患の最も強い予測因子だからである（Daniel et al., 2009）。臨床的な予後よりも血中濃度に焦点を当てる臨床実践は，現在の医学界を特徴づける薬理学的な介入を素直に信じる傾向を反映している。

　統合失調症を早期に治療するという熱意から，DSM-5 で "risk psychosis"（Addington et al., 2008）という分類の作成が提案された。その考えは，実際には早期に統合失調症を発症したと思われる症状を示す若い人の 30％しか精神病を発症しなかったため，結局お蔵入りになった（Bosanac et al., 2010）。したがって，risk psychosis を含めて必要としなかった人に不必要な抗精神病薬を処方してしまっていたかもしれない。この例が示すように，疾患が発症する前に治療しようという願望が過剰診断の重要な動因となり得る。

　統合失調症と診断を下すのに躊躇する傾向があるのと統合失調症と双極性障害の境界が不鮮明であるゆえに，「統合失調感情障害」という診断が時に下される。特に統合失調症の古典的な症状を示さないと感じるときにこの診断が使われる（Pope and Lipinski, 1978）。しかしいったい何が統合失調症の「古典的な」特徴なのか。慢性患者の限局された感情の動き（「感情の平板化」）は臨床医が思うほど一般的なものではない。統合失調症の患者はうつ状態にもなるのであって，やがて 5％の患者が自殺を図る（Palmer et al., 2005）。

　統合失調感情障害は患者を有効に分類する問題のための最後のひとひねりである。これはいわば「ごまかし」の診断であって，双極性障害の患者で医者の予想以上に精神病的な患者に適用される。しかし，臨床症状と家族歴を詳細に調べると，ほとんどの患者は統合失調症ないし双極性障害に分類されてしまう（Lake and Hurwitz, 2006）。より良い予後があると考えられているので魅力的な診断名として映るのである。

　統合失調症のような重篤な精神病を認めようとしない傾向は，人間の，悪い知らせには目をつぶる，という一般的な性質を反映

している。しかし，精神科医は診断をしないことで難しい患者を
見逃すわけにはいかない。

なぜ過剰診断がより大きな問題なのか

　過少診断が治療的悲観主義に基づくように，過剰診断は治療的
楽観主義によって起こる。また，薬物をめぐるあいまいな表現は
誤解を招くおそれがある。抗精神病薬は精神病をコントロールす
る以上のことをする。抗うつ薬はうつ病に特異的ということはな
いし，気分安定薬は必ずしも気分を安定させるわけではない。

　抗精神病薬が導入された後の精神薬理学の発展の隆盛を見る
と，統合失調症さえ，より一般的な診断となった。同じ時期に三
環系抗うつ薬が有効であるとされ，臨床医は「仮面うつ病」の概
念に引き付けられた（Razali, 2000）。このことは，うつ病の症状の
ない患者が抗うつ薬に反応することを示唆していた。実際には，
この薬物はより広い適用があり，不安障害にもたびたび有効であ
る（Casacalenda and Boulanger, 1998）。薬剤は時に 1 つの範疇を超
えて広範囲に有効である。抗うつ薬に反応するすべての臨床所見
から，抗うつ薬が「真の」うつ病に反応していると結論づけるこ
とはできない。

　第 2 世代の抗うつ薬の人気が高まるにつれて，かかりつけ医は
処方をためらわなくなった。SRI（serotonin reuptake inhibitor）
に反応する患者はその展開に恩恵を受けた。しかし残念ながら，
多くの患者は反応を示さないし，反応するとしてもプラシーボ程
度しか反応しない（Kirsch et al., 2008）。皮肉にも抗うつ薬の効果
に楽観的な見方は患者のプラシーボ反応に対する反応を大いに増
大させた。

　この数十年で大幅にその有病率を増加させた精神疾患の背景

に，薬物療法の支持者が主張する診断カテゴリーの「過剰な認知」があると言う。最初は大うつ病（Patten, 2008）であった。その背景には抗うつ薬を処方したいという願望が隠されていた。2番目は双極性障害で，今日ではしばしば広く「スペクトラム」と診断されている（Paris, 2012）。ここでは，診断することで気分安定薬か抗精神病薬を処方する意図がある。3番目は注意欠陥多動性障害（attention deficit hyperactivity disorder：ADHD）で，そこでは中枢神経刺激剤の処方が計画されている（Frances, 2013）。このすべての場合で楽観主義は疫学調査にも及び，有病率の劇的な増加が地域の調査からも臨床データからも観察された。これはある臨床疾患の認知率の向上を示すのかもしれないが，また，患者にある特定の治療を受けさせんがための一時的な流行かもしれない。

　以下の2つの場合は若干異なる理由で劇的にその数が増加した。最初は心的外傷後ストレス障害（post-traumatic stress disorder：PTSD）である。この診断名は1980年に初めてDSMに登場した（McNally, 2003）。PTSDには論拠のある治療法は存在するものの応急措置ができるものではない。治療に対する過剰な楽観主義ではなく，犠牲者に対する世間の幅広い同情や社会的・政治的圧力がこの診断名の使用の増加を後押しした。こうした状態の患者は以前から常に存在していた。何が変化したかと言うと，外傷体験の影響に対する症状の特性である。それに加えて，診断されれば患者は比較的手厚い障害者手当を手に入れることが可能となる。

　もう1つ，広く一般に拡がった診断は自閉症（と自閉症スペクトラム）である。この場合は治療的楽観主義からではない。なぜなら，現存する治療法の効果はわずかでしかないからである

(McPheeters et al., 2011)。しかし，自閉症は家族も専門家も求めていた一連の重篤な症状の診断である。性質が全く異なる一連の発達障害を 1 つのカテゴリーにまとめたことで，研究は刺激され治療に対する希望が期待されている。この診断が一般化した理由として，この障害に対する給付金の長期にわたる支給が可能になる，ということもあげられるかもしれない。

秩序とカオス

　この世はカオス的出来事で満ちている。精神医学では臨床症状が複雑で分類困難なので，このカオス的状況を整理するために精神科医は未だ Linnaeus（リンネ）と Mendeleev（メンデル）を探し続けている。伝統的な信仰の持続的影響の中には予測不能な出来事が超自然的な意図を反映しているとするように，こころは意味を追い求め続ける。アメリカ人の心理学者 Paul Bloom（2004）は，秩序を求める行動は幼少時から始まり，赤ん坊は原因と効果の概念に沿った行動をすると言う。

　しかし，人間の秩序を求める性向は多くの誤った結論に行きつく（Kahnemann, 2011）。多くのつながりは「前後即因果（ergo hoc, ergo propter hoc）」の原則に従う。すなわち，時間的な関連の中で出来事のすぐ後に起こる事象は一般的には関係しているということである。この種の思考は医学ではいたるところにあり（例えば予防接種と自閉症に関連する噂である），我々は袋小路に追い込まれている。

　精神医学に関して幅広い統一した理論が欠如しているので，精神科医は自分の診断が現実を反映しているのか慎重でなければならない。診断は患者とのコミュニケーションのために必要であり，時にはよく見られる臨床的特徴によって，ごくありふれた原

因を指摘したり治療反応性のパターンを示唆したりできるかもしれない。しかし，多くの場合，診断は，我々が理解できない現象に対して名札をつけるようなものである。

　したがって精神科医は実証主義的な医学的訓練を克服する必要があり，比較的無知な状態でできるだけのことをしているのだということを認めなければならない。これは治療的ニヒリズムでもなく，我々が知っていることと知らないことに対する現実的な評価である。現段階の知識の状態では，精神医療は何百もの診断名を必要とせず，いくつかの妥当性が確立された診断名で十分である。過剰診断は，何十年もの研究を必要とする科学的発見の過程の近道を行こうとしているにすぎない。

2 DSM とその不満

DSM-5 の出版に対する反応

　DSM の第 5 版（DSM-5）は 2013 年 5 月に出版され，マスコミには注目された。多くのマスコミはその知らせを待ち望んでいたので，それを第一面に取り上げた。しかし，ほとんどが誤報であった。DSM を「精神医学の聖書」と言及する記者もいた（DSM は単に道具でしかないし，聖書は 15 年ごとに改定はされない）。また，重要な役割を果たした人物に対して誇張して書かれていた。Allen Frances はすでに引退していて DSM-5 を批判したために脚光を浴びることになったにもかかわらず，アメリカの主導的な立場にある精神科医と呼ばれた。NIMH の Thomas Insel は臨床家ではなく研究者であり，精神医学を医学分野の一分野として廃止するように要求したにもかかわらず，「アメリカ精神医学会のボス」と呼ばれた（Insel and Quirion, 2002）。マスコミというのは物語を好むものである。

　DSM-5 の出版は臨床の精神科医に波紋を起こした。多くの精神科医は，1980 年代に DSM-Ⅲ が出版されたときの我々古い世代のように，精神医学を学び直さないといけないのかと心配した。DSM-Ⅲ は，パラダイムシフトを起こす，まさに過激な出版物であった。診断は，証明されていない推論からではなく兆候と症状を数えあげることで下された。14 年後に発行された DSM-Ⅳ は前の版の若干の修正に留まった。DSM-5 はほとんど DSM-Ⅳ に類似していて新味はなく，第 5 版に対する最も抜本的な改

革の提案は拒否された。これからは DSM-5 が標準となるであろうから，精神医学はさほど変わることはない。

マスコミは DSM-5 に批判的な立場にも脚光を当てた。高等教育を受けた人々の多くは医学と科学の進歩に追いつくのに "New York Times" の記事を当てにしている。しかし，新聞社は科学的書籍を論評するわけではなく，むしろ，一般大衆に向けて書かれた書籍を批評するのである。

2013 年 5 月，DSM-5 に関する 2 冊の本が "New York Times Sunday Book Review" で論評されている。1 つは博士課程も修了していない臨床心理士の Gary Greenberg (2013) の著書であった。Greenberg は以前，精神医学への批判を出版したことがある。この本は内容的には不十分であったが激しいものであった。噂話のようなものであり，読んでおもしろいものに仕立てられていた。科学的価値は低いものであったが。Greenberg はほとんどの精神疾患に対する医学モデルを全面的に拒否したので，明らかに反精神医学の立場に立っていた。

もう 1 つの本は Allen Frances (2013) によるもので，とびぬけて確かな情報に基づき，DSM-5 の批判の中では最も明確なものであった。Frances は学術的にも有名な精神科医であり，DSM-Ⅳ の編者でもあった。DSM-5 の主導的な立場を果たした精神科医は彼の意見に対して興味を示さなかったが，彼は新たな版に対して，"New York Times" に署名入り論評を投稿するだけでなく，"Psychology Today" "Huffington Post" "Psychiatric Times" に記事を書くことで，有効なキャンペーンを張った。Frances の主張は，新たな第 5 版は精神医学の正常な領域に対する前例のない侵犯であるとした。彼は，人間の些細な性格的な弱点でも，精神医学上，精神障害と診断できると警告している。し

かし，同様な指摘は，Frances 自身が編集した第 4 版を含め以前のすべての版にも当てはまる。過剰診断の根拠は，以前に出版されたどの版の診断マニュアルよりも深刻である。

DSM のシステムの歴史

DSM-5 を理解するには，1980 年の新たなシステムの導入時期に遡る必要がある。DSM-Ⅲは精神医学が自らを規定していた定義を劇的に変えることにつながった。一時は人間の状態を把握するのに重要な鍵となる分野であると主張していたが，別の医学分野へと転向した。精神科医たちは他の医者のようになりたかったのである。ひたすら診断を下し，処方箋を書くことだ。もちろん，パラダイム変換には他の理由もあった。DSM-Ⅲの著者たちはより科学的な分類方法のシステムを確立したと確信していた。当初の意図は何であれ，このマニュアルは精神医学の劇的な変化を支える道具となった。精神医学は現在そのすべてのエネルギーを精神薬理に集中させている。

DSM-5 をめぐる論議は DSM-Ⅲにおける熱心で感情的な論議に比べれば穏やかなものである（Decker, 2013）。大きな流れの中で解釈すれば，精神医学は 1960 年代と 1970 年代には危機的状況にあった。根本的な正当性が問われており，何かの対策が必要であった。問題の一部は，学術分野の中で非科学的な精神分析の理論が支配的であったことである。もう 1 つは，精神科医が DSM-Ⅱのような道具を使用して信頼できる診断を下せなかったことにある。Melvin Sabshin 会長が率いていたアメリカ精神医学会は，精神医学が科学的医学の一分野として見られるような新たなシステムを求めていた。

DSM-Ⅲはその後に続く版と同様に，精神障害と不可分の偏見

を根絶することはできなかったし（Corrigan, 2005），それらの存在を認めない人々を沈黙させることもできなかった。一般的に精神医学への攻撃は，患者への人道的な関心ではなく，精神障害者であることへの偏見をもたらすのである。ほとんどの人が精神障害に関して恐怖を抱いているので，このことは避けられない。これらの障害を持つ人々の治療者を攻撃することで対応する人もいる。偏見のため，精神医学にはいつも敵がいたし，将来的にも存在するであろう。

　DSM-Ⅲ は精神医学の歴史の中では分水嶺であった。なぜなら，診断をより科学的にしようとしたために診断がより重要なものとなったからである（Decker, 2013）。私は医学生時代に DSM-Ⅰ を習い，レジデントの時代に DSM-Ⅱ を習った。しかし，これらの版は臨床に耐えるものではなかった。その反対に DSM-Ⅲ は革命的な一冊であり，臨床に携わるすべての精神保健関係者に診断の正式な過程をたどるように要求した。Columbia University の Robert Spitzer によって開発され，低い妥当性しかなかった以前のⅠ，Ⅱ版に取ってかわった。診断はアルゴリズムを伴い，症状を数えることで下した。障害の原因を知らなくても，兆候，症状と経過を観察することで分類は可能となった。もう 1 つ革命的なことは，DSM-Ⅲ は DSM-Ⅰ と DSM-Ⅱ の誤りを踏まえて「理論抜き - 無理論」としたことである。後にこの 2 つの版の理論は完全に間違っていることが判明した。

　DSM-Ⅲ は精神医学のパラダイム変換の重要要素であった。診断を嫌っていた精神分析医は新たな版に反対した。なぜならば，自分たちの分野に対する挑戦（全く正しい認識だが）と映ったからである。精神分析の一派は精神医学から離脱するという脅しさえかけた。そこで Spitzer は妥協して，以前は「神経症」（精神

分析が大切にした概念）として分類されていた一群を除外せずに括弧つきにした。7 年後の DSM-Ⅲ-R では「神経症」は静かに抹殺された。そして，誰もそれに気がつかなかった。

　精神医学のパラダイム変換は必要であったが，重要な面が失われてしまった。多くの指導的な立場の精神科医は生物−心理−社会的モデルを使用するように促したが（Engel, 1980），臨床医は患者が来るたびに機械的に DSM の診断基準を調べたくなるようになった。精神科医は患者の訴えを傾聴し日常の出来事を聞き出すよりも，DSM の診断基準が存在しているかをモニターするだけになった。しかし，このシステムは評価するということが本来とは違う形で適用されるようになった。悪名高い 15 分診察（訳注：日本では 3 分）の中で患者は訴えを述べるが，その原因について探る時間はない。しかし，その訴えを取り除くことを目的とした処方は頻繁に変わりがちである。しかし，この茶番のような評価の仕方は，15 分で 3 人の患者を診る方が 45 分で 1 人を診るよりもより収入がある診療報酬制度が原因であると異議を唱えるかもしれない。時間が重要な要素であるので，半構造化された面接による厳密な評価よりも，DSM の診断基準に基づく短時間の印象診断，またはこのマニュアルの最も覚えやすい一部に基づいて診断が下された。

　DSM は取りたてて特別な治療法を支持するために作成されたわけではない。一方ではもともと精神病理のカオス的状況に一定程度の秩序を持ち込もうという意図はあったものの，科学的文書という誤った評判を与えられたおかげで一種の「聖書」のようになってしまった。さらに，DSM のシステムは精神分析がもはや実践されなくなり，精神薬理が隆盛を極めている臨床的な状況に関連して紹介された。精神科医はある程度は「金の集まる」とこ

ろに従ったまで，とも言える。しかし，金に目がくらむあまり，この専門分野を長く独自のものとした「人間の状態を理解する」という深遠な興味を失っていたとしたら，いかがなものだろうとも思う。

DSM-5 はどれほど違うのか

　端的に言えば，さほどでもない（Paris, 2013a）。DSM-5 に関してはいくつかの大胆な提案があった。例えば，新たな診断として risk psychosis とパーソナリティ障害に関しては気質をもとにしたシステムである。しかし，新たな版の主な課題としては受け入れられていない（好奇心の強い読者は「Section Ⅲ」を見てみよう。ここはさらに研究が必要な状態が列記されている）。いくつかの変化が過剰診断のための扉をより大きく開けた。しかし，ほとんどの問題は内在していたもので，過去の版よりも著しく悪いわけではない。

　DSM-Ⅲはその革新性ゆえに批判の対象になったが，過剰診断になる傾向に対してはあまり注意が払われなかった。伝統的なカテゴリーは今まで以上に包括的になる一方で，新たなカテゴリーも多く導入された。人間の状態の本質的なあらゆる心理学的な問題でさえも，精神医学的診断として診断可能となった。アメリカ精神医学会の会員がすでに実践している意向をある程度反映したものである。すなわち，問題を抱える正常な人を治療しているということである。しかし，また研究者が興味を示す分野を拡大して反映したものでもある。Frances（2013）が指摘したように，専門とする分野の診断が過剰診断されているとする専門家を探すのは不可能だとしている。

　もう 1 つの問題は，DSM-Ⅲが出版されて以来，使用されてい

る診断群に対して妥当性と信頼性に関するまともな研究はされていないということである。原則的にはすべてのマニュアルにあるすべてのカテゴリーが精査の対象となり得る。その結果は経験に基づく診断基準の変化につながったかもしれない。しかし，そのようなことは起こらなかった。その代わりに研究者たちは DSM－Ⅲを絶対的なものとして受け入れ，その診断を他の関連する疾患に対しても研究を拡大した。そのよい例が疫学である。疫学は DSM のシステムを 1980 年以来確たる根拠もない熱意に適用している。

　Allen Frances は DSM-Ⅳを編集したときに，DSM-Ⅲの過剰な部分を削り落とそうと試みた。Frances は，マニュアルは研究によって十分な根拠が正当化されない限り，あえて根本的な変化を避けるべきだ，という立場を取った。そして，分類はあくまで暫定的で実用的なものに留まらなければならないとした。しかし，ある一定程度の研究の成果によってもたらされた変化も，後年は後悔の原因となった。Frances は 20 年後の 2013 年に，双極性障害と成人の ADHD の定義の広範化が患者に実際の害を与えたことを認めた。

　DSM-5 の準備を始める時期になると，編集者である Pittsburgh University の David Kupfer とアメリカ精神医学会の Darryl Regier は野心的な目標を持っていた（Kupfer and Regier, 2011）。観察可能な現象以上に踏み込んで，神経科学に関連した生物学的指標を診断の基礎にしようとした。しかし，精神医学には生物学的指標は存在しないのでその可能性はなかった。「診断スペクトラム」と「疾患横断的な診断」は最終的には支持され，マニュアルの Section Ⅲで記載されることになった。Kupfer と Regier は，DSM-Ⅲが起こしたような明確な「パラダイムの変

換」を企図した。精神障害の根底にあるエンドフェノタイプのことが明らかにされるような研究上の突破口を望んでいた。さらに研究上の発展があるたびにマニュアルを頻繁に改定すること（DSM-5.1, 5.2）も念頭にあった。現時点での知見では，これらは非現実的な夢であり長期の目標でしかない。

　DSM-5はまた，疾患を次元ごとに記述して計量的な計測システムを提供した（Kupfer and Regier, 2011）。彼らは提案された「スペクトラム」が神経生物学的方法と緊密な関係がある可能性を考えた。しかし，提案された「スペクトラム」の根拠は弱く，生物学的指標は他のカテゴリーや「スペクトラム」自体にも一貫した因果関係は欠けていた。DSM-5は観察可能な兆候や症状に頼り続けるしか選択肢はなかった。

DSM-5 と現在の精神医学の考え方

　DSM-5が出版される前から，多くの科学論文が生み出されていた。2013年にはすでに600本の論文が雑誌に発表された。それに加えてDSM-5に関する一般書も出版された。一部は精神保健専門家を対象にしたものである。私は，これらのうちの1冊を副編集者として出版した（Paris and Phillips, 2013）。そして，1冊は自分で著した（Paris, 2013a）。後にBlackとGrant（2014）は改定されたマニュアルに関して詳細な論評を出版している。一般の読者に向けられた著作は批判で溢れていたが，学術的な視野では特定の改変に対して賛否両論を精査した。全体的にマニュアルへの広範な攻撃を正当化する論はなかった。

　もし精神医学に関する過剰診断が心配ならば，実践する臨床家に注目すべきで，マニュアルに注目すべきではない。端的に言えば，DSM-5自体は問題ではなく，それに過大な価値を置く我々

に問題がある。診断を下すということが，例えば物理学，化学，生物学などの諸科学の研究のごく初期段階の印象を与える。確実なデータが存在しないと，診断を具体的に確定したがる。それは精神障害を説明しているようだが実際はそうではない。診断基準の精度を上げることも下げることも可能であるが，それは結果的に偽陽性や偽陰性の頻度を変えることにすぎない（Zimmerman et al., 2010）。それは診断の妥当性を高めることにはならない。妥当性を高めるには実際に何が精神障害の原因であるかを理解する必要がある。

　DSM のシステムには手短なコミュニケーションの道具としての実用的な価値がある。そのカテゴリーは便利なラベルであるが，「現実」の疾患として捉えるべきではない。私のように5つの版と付き合った老人には，精神病理の基本的な質問に対して1つとして答えてはいないという点は容易に理解できる。しかし，35年間もの間マイナーチェンジしただけの身近に存在するシステムを若手の精神科医が無条件に進んで活用したくなるのも理解できる。

　DSM-5 は，当初はパラダイムの変換として宣伝されていたが，根本的な改変はされなかった。大げさな前宣伝と大騒ぎのわりに，最終的にできあがったのは DSM-IV や DSM-III とさして変わらない代物であった。そうなってしまったのは，いくつかの新しい提案がなされたときに，アメリカ精神医学会のリーダーたちが当惑したからだ。そして，変化には実証的に正当化する十分な事実があるのかを決定するために，マニュアルの作成過程とは独立した「検証委員会」が設立された。この委員会は，学術的に優れた業績を上げた "Psychological Medicine" の編集者であり，行動学的遺伝子研究のリーダーでもある Kenneth Kendler

と，"American Journal of Psychiatry" の編集者であり統合失調症の著名な研究者である Robert Freedman の 2 人が主導した。Kendler と Freedman は，確固たる科学的証拠がない限り大きな改定をすべきではないという立場を貫いた。ほとんどの科学的証拠は論拠が弱いものであったために，論議の的になったもので採用されたものはわずかであった。

　DSM-5 に疾患を加えるのを困難にしたのはよかったが，同じ基準でマニュアルから疾患を除外することには他の問題が生じた。一旦あるカテゴリーが作られると，確固たる科学的な証拠がない限り，外すのは極めて困難であった。これによって，ほとんど使われないような診断でマニュアルが溢れかえるという事態を招いた（Rutter and Uher, 2012）。またマニュアルには，ある時期には許容されても，研究によって否定された長らく使用されていない解離性障害のようなカテゴリーも依然として含まれている（Paris, 2012b）。

Research Domain Criteria（研究領域基準）

　DSM-5 の出版の直前に，NIMH の所長 Thomas Insel は DSM-5 を拒絶すると公に（皮肉をこめて）発表して大きな話題となった。Insel（2009）はすでに，DSM のほとんどの診断カテゴリーは神経生物学の根拠をもとにしていないので無効であると論じていた。その代わりに Insel は，神経生物学的に関連があると思われる次元をもとにして一連の Research Domain Criteria（RDoC）を作成した。ここでは，診断は疾患のカテゴリーをもとに下されるのではなく臨床家が評価した一連の点数から診断されるべきだとされた。

　RDoC のシステムは NIMH によって研究が継続され，大規模

研究計画が実施されるべく，ワークショップが開催されている。
RDoC のシステムは，精神疾患は脳病であり精神医学は神経学
の一分野になるべきであるという Insel の信念に従っている。
RDoC は，理論的で絡み合った精神病理学（否定的に作用する
力すなわち不安・抑うつ，ポジティブに作用する力すなわち報酬
動機付け・認知システム・社会的過程のためのシステム・覚醒の
制御システム）の次元／ディメンションをさまざまな分析（遺伝
子，分子，細胞，回路，生理学，行動，自己報告，パラダイム）
レベルにわたって配列したものである。この時点で，RDoC は
ほとんど暫定的なものだろう。ほとんどのマス目が空欄で，部分
的に断片的な事実で埋められている。NIMH は RDoC によって
枠づけされた研究費の公募をする必要性があるが，そのシステム
は初期の段階であり，その究極の将来は不確かなものであると言
わざるを得ない。

　神経科学において診断を確定させる上で，RDoC が DSM より
も優れているとは決して言えない。問題は多かれ少なかれ似か
よっている。測定できるのは症状に基づいている事象のみであ
り，決してフェノタイプに基づいているわけではない。

　Kupfer と Regier（2011）は，Insel に原則的には合意するも
のの，今回のような根本的な改変にはデータが不十分であると
考えた。それではなぜ，Columbia University の研究者であり，
DSM-Ⅳ の開発に中心的役割を果たした Michael First は RDoC
の支持者になったのか。RDoC を「診断の未来」と称している
（初回の言及は 2011 年頃か）。真相は知らないが，現況のマニュ
アルよりもさらに十分な研究成果が背景に認められないようなシ
ステムを採用するのは進歩とは言えない。さらに，RDoC シス
テムは実証的事実と同様に理論を認めない限り，それは神経科学

をもとにしているとは言えない。

　神経科学の側からすれば，この話でまたもや約束を破られた思いがするに違いない。精神障害の生物学的理解は目前に迫ったと言いながら，実のある実績を提出するに至っていない。最後に，「次元に分類して診断するシステム」がすべてそうであるように，RDoC システムは正常と精神病理の間に境界はないと見なしている。仮に実際の未来が到来すれば，ほぼ誰にでも精神障害の診断を下すことを，臨床家に促すようになろう。

次元による診断

　DSM-5 の診断を多面的に実施しようとすることは，精神病理を数量化することを臨床家に要求することである。治療する上での診断の判断にカテゴリーを使用するという臨床家と，基本的機制を明らかにするには性向や症状を数量化するのが一番良いと信じている研究者には，大きな隔たりがある。しかし，精神障害を明確な実体と見なした DSM-Ⅲ のアプローチを否定することは，皮肉にも精神医学が精神分析の全盛期に戻ろうとしているかに見える。精神分析では，すべての精神病理は正常と連続したものであるとしていたのである。

　原則としては，精神病理のいかなる側面の特徴も把握することは可能である。そのような評価道具として，Hamilton のうつ病評価尺度（HAM-D），不安評価尺度（HAM-A）や，すべての精神症状に対しての臨床全般尺度（Clinical Global Impression；CGI）などがすでに実施されている。これらの評点はカテゴリーの診断を下す際の質的な判断に加えて計量的な情報を提供する。これらは重症度を判断するのに有用であるが，カテゴリーを「次元」に取ってかえて使用することと同じではない。

　DSM-5 のパーソナリティ障害（PD）の分類に当たっての提案は，将来的にマニュアルに含まれるすべての疾患を「次元化」するための「イメージ・キャラクター」のようなものであった。多くの性格心理学の専門家は，カテゴリーの代わりに「次元」を採用するように要求した（Costa and Widiger, 2013）。DSM-5 のPD に関するワーキンググループが 5 年間もかけて提案を提出したが，落胆と失望を生んだだけであった（Gunderson, 2013）。

　このエピソードは，診断の未来に対してではなく過剰診断に対しても大いなる教訓となった。PD の提案はカテゴリーの一部分は守ったであろうが，臨床家が評価する性格傾向の次元の評価のもとになったであろう。評価のための大規模な訓練をしない限りこれらの評価は信頼度が低いものになったであろうという問題である。さらに，カテゴリーと「次元」診断のハイブリッドシステムは，臨床実践には複雑で扱いにくく使用に耐えないものであった。採用されたとしても，たぶん使用されることはなかったであろう。

　科学委員会は折衷型の使用を拒否し，Section Ⅲ に押し込めることにした。そして，DSM-Ⅳ の診断基準が一字一句残された。この一連の経緯の方針は，明確な科学的根拠に欠ける抜本的な改革よりも誰もが親しんだ悪いシステムを維持する方がましであるということである。さらに，PD のように通常は過少診断される状態（Zimmerman et al., 2010）には，それをさらに診断し難くするという，意味をなさないことをした。

DSM-5 の教訓から

　DSM のどのようなささいな変化からも，診断の流行が生じる危険性がある。しかし，精神医学はすでにその流行を経験ずみで

ある。ほとんどが，DSM-Ⅲ と DSM-Ⅳ のときに起こっている
のである。

　DSM-5 は精神医学の現状の診断の妥当性をそのまま反映して
いると言える。過剰診断はこのマニュアルに記載されている内容
の結果ではない。すべてがいかにこのシステムが運用されるかに
かかっている。ほとんどの問題は治療が可能な状態を見つけ出し
たいと思う臨床家の希望からくるものである。こうした難題は特
定の版によるものでもなく，ある診断基準の一連の記述の仕方か
らくるものでもない。Zimmerman と Galione（2010）によれば，
大うつ病の診断時でさえ DSM に従っていないという。臨床家は
マニュアルに忠実に従ったことはなく，将来も従わないであろう。

　とは言うものの，DSM-5 からいくつかの教訓を学びとること
はできる。1 つは，何もないところから科学的なマニュアルは創
造できないということである。仮にデータがないのであれば，現
状で何か対策を立てて将来の研究を待つべきである。

　2 つ目は，特定の疾患の診断基準を見直した DSM-5 特別委員
会と作業部会の主導者は学術分野の人間ではあるが第一線の臨床
家とは言い難く，治療抵抗性の症例をほとんど経験していない，と
いう点である。すべての精神保健専門職が使用するマニュアルを
執筆する専門家は，臨床的な側面を意識していなければならない。

　3 つ目は，DSM-5 が特に信頼性に関しては厳密に検証されて
いない，という点である。2011 年に実施された実地試験では，
マニュアルが基本的に策定された後で始まっており，それゆえに
大きな変化には結びついていない。さらに，精神医学の最も基
本的な診断に対して，信頼性は驚くほど低かった。Regier ら
（2013）は，多くの実地施設での信頼区間は少しの重複しかなく，
蓄積された結果で許容できるのは 2 つに 1 つであった，と報告

している。一方で「良好」なテスト／再テストの信頼性があったとするのは双極性障害Ⅰ型，境界性PD，統合失調感情障害，アルコール乱用障害と過食症であるとした。すべては1回のみの実地で信頼性が認められており，2回目以降の実地では再現されていない。成人の3つの障害（PTSD，複合性身体症状疾患，認知障害）のみが3つの施設で評価者間一致（κ値）が優ないし良を獲得した。さらに，専門医と無縁の一般のクリニックではおそらく，信頼性はより低かったであろうと推測される。

DSM-5の信頼性が低いという結論は，何も精神医学に限ったことではなく，他の医学分野でも同様であるという推測の上に成り立っている（Kraemer et al., 2012）。また，多くの症例が重篤な併存疾患を合併しているという事実は，どの診断がより重要であるかを決定する判断を困難にする。DSM-5を主導したKraemerらによってκ値が.20以下の低さで「許容される」のはいささか衝撃的である。不安とうつの混合状態のように新たに提案されたいくつかの診断は信頼性に疑問があるために棚上げされたのに，その一方で，多くの馴染み深いカテゴリーが実地試験で結果が良くなかったのに，なぜ大うつ病が同じ運命をたどらなかったのか疑問に思う。

過去数十年の間に，精神医学がより妥当性の高い診断を下すのにもう少し進歩していたらよかったと思う。しかし，最も重要な教訓は，現在使用されているカテゴリーをそれほど真剣に捉えることはないということである。

DSMのシステムがいかに過剰診断を正当化してきたか

DSM-Ⅲとそのすべての改訂版の序文には，診断マニュアルは治療への指針として存在するわけではないとはっきり記載してあ

る。しかし，マニュアルはしばしばそのように使用されてきた。精神障害の診断は，経験と訓練が要求される代わりに，どのような医師でもできるゲームのようになってしまった。診断基準を数えて処方箋を書けばよいのである（患者自身が同じ過程をインターネット上でたどり自分の診断をすることさえ可能である）。DSM を無分別に臨床現場に適用することで，無神経な内科医のような精神科医を何代にもわたって生産してしまった。精神医学で過剰診断を正当化するために，DSM が使用されている。その主な理由は，医師は何かを「見落とす」ことを恐れているからである。すべての質問をすることもなしに何かを見落としているかどうかなど，どうして知ることができるのだろうか。

　より実際的には DSM の診断基準は診断が明確でないときに我々の疑問を誘導してくれる。しかし，特定のカテゴリーの診断に合致しているかどうかにだけ焦点を当てて質問するように強いているものなど何もない。例えば，臨床的に双極性障害が疑われる根拠が欠けている場合は，躁状態や軽躁状態に関する長い一連の質問をする必要はない。双極性障害を疑う十分な理由があるときにだけするべきなのである。

　いかなる診断的面接の場合でも，1 つの質問から次の質問に移行するには時間が必要となる。生活史のみならず症状も聞き出さなければならない。それをするために，通常 1 時間以内の時間しかない。多くの時間を DSM の診断基準に費やすと，ライフイベントの影響を探る時間がなくなる。マニュアルは機械的に面接するように強制しているわけではないが，しかし，時には道具が，それを使う人間に取ってかわってしまうこともある。

3 　過剰診断と過剰治療
••

なぜ精神医学は過剰診断を受け入れたのか

　過剰診断は治療方法に対する楽観主義に突き動かされている。一方，過少診断は治療可能性に対して悲観的である。どちらの立場も医学における診断の目的を反映しているわけではない。疾患の分類は疾患を理解する方法であって，必ずしも治療に対しての結論に行きつくわけではない。例えば，多発性硬化症に関する重要な研究が何十年にわたって実施されてきた。そして，この恐ろしい病気の原因はいずれの日に解明されるであろう。しかし，得られた進歩には，診断を下された患者を援助する我々の能力への効果はほとんどないのである。

　したがって，診断分類の背景では，科学的知識が原動力でなければならない。それぞれの疾患のカテゴリーは意味のある独立した存在で，特異的な原因と特異的な病理的病因を持つ。患者たちをすでに治療が可能な診断にむりやり押し込むのではなく，効果的な治療が確立されていない状態に対するさらなる研究を実施する必要がある。長期的な視点に立つと，妥当性のある診断は原因究明のための実証的な調査に指針を与え，それがより良い治療へとつながる。しかし，最初の段階は無知に対して正直であることである。

　精神科医は，大多数の精神障害への基本的な理解に未だ欠けていることを認めたがらない。しかし，皮肉にもこの肝心の疾患の原因に対する知識の欠如が過剰診断を魅力あるものにしてしま

う。患者を既存のよく知られたカテゴリーに入れることは精神医学が科学的である印象を与えるし，臨床家がすでに手にしているあらゆる手段を正当化することになる。

　過去の 100 年間の間，精神科医は内科学が刻んだ同じ進歩の歴史を歩むことを願っていた。最初の段階は経験に基づく分類である。科学的な診断をする動きを主導したのはドイツの精神科医の Emil Kraepelin（1921）である。精神疾患に関する脳の働きについて説明するにはあまりにも知識不足と認識していたので，Kraepelin は症状，経過と予後によって定義されたシステムを創り上げた（1921）。特異的なパターンを持つ疾患は固有の独立した疾患であるとした。精神病理学の背景にある神経学的機制を発見することで空白を埋めることは，後の世に任された。しかし，それは 100 年も前のことであり，現在も多かれ少なかれ同じような状況にある。

　Kraepelin の考えの多くは 20 世紀の現在も重要な役割を果している。精神医学は後に，早発性痴呆を「統合失調症」に，躁うつ病を「双極性障害」にと名称を変えた。しかし，この 2 つの状態の区別は慢性的な悪化状態と一過性の悪化に基づいており，影響力は未だに大きい。この 2 つの診断の著しい重複が存在するにもかかわらず（Craddock et al., 2005），多くの研究の流れは，Kraepelin のアプローチを支持している。最も重要な点は，双極性障害は lithium に反応するが統合失調症は反応しないということである。

　「ネオクレペリン主義」の隆盛（Klerman, 1986）は，診断に興味を示さなかった Freud を拒絶し古いモデルに回帰する試みであった。目的は疾患のカテゴリーを発見することで特定の治療を確立することであった。当時はこのような考えが革命的であっ

た。なぜならば，診断が不適切であると思われた画一的なアプローチを放棄したからである。

　精神分析はアメリカ精神医学会で隆盛を極めた。なぜなら，それは治療的ニヒリズムの隙間を埋める魅力的な解毒剤であったからである。60 年前は電気痙攣療法以外有効な生物学的治療法は存在しなかった (Shorter, 1997)。精神分析はこころを説明する完全な理論であるとして，あらゆる種類の精神障害に対する包括的な治療法であると主張した。しかし，徐々に脆弱なエビデンスが衰退を招いた。その理論的着想は研究によって否定され，1 つのセッションに時間がかかり，お金もかかる精神分析の方法は，系統的な臨床試験に供されることはなかった。これによって他科の医師が当然のことながら我々を疑いの眼で見るようになり，そして精神科医は精神分析を徐々に拒絶して，内科学と強い類似性があるネオクレペリズムの視点に近づくようになった。

　若い精神科医はこのことにあまり興味を示さないようだが，教訓的ではある。内科医は理論よりも実践に興味がある。その理論モデルが有効な治療に結びつかないようであれば，それは見捨てられる。同じようなことが現在ネオクレペリズムに起こっているのかもしれない。Lithium 治療の重要な例外を除いては，治療に関しては大きな突破口はない。神経科学の最先端の流れに基づく，より新しいモデルが希望の的になっている。

　精神科治療の最も画期的な出来事は何十年も前に起こった。1970 年に lithium が紹介されて以来，薬物療法を武器にした治療手段によって副作用は軽減したが，当時とさほど変化はない。1950 年代と 1960 年代は精神薬理の革命の黄金期であった。私は十分に年を重ねて，この「奇跡の時代」を生き抜いてきた。学部生時代には，精神科医が抗精神病薬の処方をする前の精神科

病院がどのような状態であったかを目撃している。精神科のレジデントとしては，私がその病院で初めて双極性障害の患者にlithium を処方した医師となった。

　薬物が重篤な精神疾患を治癒させないまでもコントロールが可能であれば，臨床家は精神医学は将来的には神経科学の中に含まれると見なすであろう。したがって，新世代の精神科医は内科学の成功を再現しようとした。特定の治療に反応し得る特定のカテゴリーの疾患を同定しようと試みたのだ。残念ながらこのアプローチは良くても部分的成功でしかなく，悪くすれば全く失望するようなものであった。Lithium を除いて精神医療で使用される薬物はどのような診断にも特異的に効果があるわけではなく，広範囲に有効なのである。

　DSM-5 の背景にある考え方はネオクレペリン的アプローチを放棄してカテゴリー的な考えよりも次元的であるスペクトラムの考えに取ってかわるというものである（Kupfer and Regier, 2011）。同じような視点が革新的な RDoC（Insel, 2009）の視点にも存在する。これらのシステムは，疾患カテゴリーを神経生物学的な進歩と一定程度対応させた構成となることを望んでいる。これは賭けのようなものであって，脳の科学との連結性が明らかになればなるほど，精神疾患の原因に対しては新しいより強力な理論が出現する。そのようになると，この賭けは負ける可能性が高い。

　過去数十年の神経科学の偉大な進歩を疑う者はいない。私が学部生だったときに教えられた知識と現在の知識のレベルを比較すると，その差は劇的である。それでも，精神科診断を脳から学んだ知識から下すにはまだ十分ではない。神経科学は劇的に進歩したとは言え，その中の一部分である特定の精神疾患に光を当てただけで，この一連の研究は臨床実践にはほとんど影響を与えな

かった（Hyman, 2007）。突破口は目前に迫っていると約束されている。しかし，脳の連結性と機能の複雑さゆえに，精神疾患への疑問に対する答えが本書の読者の存命中に見つかるか，疑わしくなっている。

　現在のところ，疾患の分類は，脳の仕組みではなく兆候と症状に基づいている。このことが理由で，DSM-5 は根本的に改定されなかったのである。それゆえ，1980 年以来の DSM マニュアルは「障害（disorder）」にしか言及しておらず，疾患（disease）という言葉を注意深く避けている。実際は我々が使用するカテゴリーは「疾患（disease）」ではなく「症状（sydrome）」である。これらは臨床的にある目的には有用であるが，先々はよく理解されたフェノタイプを伴う病い（illness）として形成される必要がある。

　なぜこんなにも多くの精神科医が臨床の基礎として神経科学に重きを置くのであろうか。理由は，神経科学が臨床を主導するわけではなく，薬物が脳内でどのように作用するのかさえ我々が知らないからである。さらに重要なのは，専門家としての我々のイメージである。同僚や患者の信頼を求めてやまない。我々は科学的実践者でありたいし，他の分野の人たちのように医学の専門家として見られたいと思っている。このことが，DSM-Ⅲ が予備的な道具としてではなく（実際はそうでしかなかったが），科学的文書として扱われた理由である。専門家が障害の実態を信じるあまり，彼らが下している診断と同じくらいに疑わしい治療を処方することになる。

薬物と過剰診断

　医学の中で有効な治療法が出現すると，医者はより多くの患者

に実施したがる。あらゆる感染症（抗生物質に反応しないウィルス疾患を含めて）に対する抗生物質の過剰投与を思い浮かべれば一目瞭然である。これこそ，精神医学が最終的に精神病と重篤なうつ病に対して有効な薬物を開発したときに起こったことである。抗うつ薬は重篤なうつ病の領域を越えてあらゆる不幸な人間に処方されるようになった。最新のデータ（Pratt et al., 2011）は，アメリカの若い世代の11％はこの手の薬を服用しているとしている。女性にいたっては，より高率で，地域差が認められ，大都市で高い比率を示している。

　抗うつ薬の処方の拡大は，1950年代に最初に有効な薬物が紹介された直後に起こったわけではない。この傾向は長年，三環系抗うつ薬が不人気だったおかげで制限されていた。三環系抗うつ薬は平均的な家庭医が扱うには副作用が多すぎたのである。しかし，より忍容性の高い副作用のプロフィールを持つ選択的セロトニン再取り込み阻害薬（selective serotonin reuptake inhibitor；SSRI）である第二世代の抗うつ薬が市場に出回ると，急速に使用が拡がった。

　さらに，薬物が中断されると高い再発率を占める研究成果が示され（Hansen et al., 2008），臨床医は無制限に抗うつ薬を処方するように仕向けられた。この薬物を何十年と服用し今後も永遠に飲み続けるであろう患者を診ても，私は心配したりはしない。なぜなら，長期の連用による副作用は一般的には重篤ではないからである。この薬物を妊娠期間中に中断すべきか否かについては，たびたび疑問を感じている。

　抗精神病薬はまた別の問題である。感情障害において補助的薬物として長期投与されたが，「典型的」な副作用があるので，多くの処方を書くのを躊躇した。しかし，巨大製薬企業の宣伝に支

えられた「非定型」が登場すると，精神病症状の治療という従来
の隙間から這い出すようになった。最も一般的な現今の適応は，
不眠の治療である（Comer et al., 2011）。うつ病患者に対しては，
抗うつ薬と抗精神病薬の組み合わせである。非定型抗精神病薬を
第一選択剤として選ぶのも珍しくなくなった。

　精神薬理の鉄槌はあらゆる釘に対して使用されるようになっ
た。Lithium と他の気分安定薬は，もはや双極性障害の患者に限
らず，憂うつに感じる患者や「双極性スペクトラム」の範疇に入
るとされた患者にも処方されている（Paris, 2012）。注意と集中に
問題がある人の多くが ADHD として診断可能で，中枢神経刺激
剤が処方される（Batstra and Frances, 2012）。

　精神薬理学の適応の拡大を正当化するために，患者はこのよう
な治療の適応になるような状態として診断されないとならない。
さもなければ，ほとんどの精神科医療は承認適応外で使用されな
ければならない（これはすでに実施されており，過剰診断がその
傾向を覆い隠した）。処方したいという欲求は，多くの患者に多
くの診断を見つけるという欲求に変わった。

　この傾向は製薬会社によって支えられている。彼らは，すべて
の人が薬を服用することを願っている。製品を直接，消費者に宣
伝し，消費者は服用する前に「医者に何気なく聞くように」勧め
られる。過剰診断に関する傾向は，あらゆる問題を援助して患者
を支えようとする医師や，もっと金もうけがしたい医師に支えら
れている。

　診断はいったいどれくらい患者のことを教えてくれるのだろ
う。答えはあなたが考えるほどではないということである。最も
大事な例外は統合失調症と双極性障害である。双極性障害 I 型の
診断を見逃すことは，高い有効率を持つ lithium を患者に与えな

いことになるかもしれない（この安価な薬が適正に使用されれ
ば，この疾患には最良の治療であり続けるだろう）。統合失調症
を見逃すことは，このような患者に対して抗精神病薬を与えない
ことになる。こうした臨床的状況のもとで診断を下すということ
は単に学術的な実践ではなくその人にとっては死活問題となる。

　しかし，DSM マニュアルに含まれているカテゴリーで診断に
特異的に反応する治療法はほとんどない。この結論は，抗うつ薬
が不安にも効果があり，抗うつ薬も抗精神病薬も高い鎮静効果が
あり，患者が苦しむあらゆる症状を制御してしまうという事実に
支持されている。しかし，この種類の薬剤がどのようなカテゴ
リーの診断をも越えて幅広い効果を持つものの，「不幸」に対し
て治療効果があることを示した研究者はいない。

いかに疫学が過剰診断の被害者になったのか

　DSM-Ⅲ の時代の前は，どのような精神障害が地域に存在して
いるかを探ろうとする勇気ある研究者は少なかった。1950 年代
と 1960 年代の前半に，カナダの Stirling County（Leighton, 1959）
やアメリカの Midtown Manhattan Study（Srole and Fischer, 1980）
のような先駆的な研究が実施された。これらの調査は後年の疫学
調査のように，地域には驚くほどの高い比率で精神的苦痛が存
在すると報告した。私は学生時代に，人口の半分が著しい心理
的症状を抱えていると報告した Midtown Manhattan Study に対
する，マスコミの信じがたいという反応を思い出す。しかし，
DSM-Ⅰ の時代には，疫学者は精神病理を測定するのに正式な診
断名を使用しなかった。その代わりに尺度を使って単に人々をど
の程度機能的であるのか機能不全に陥っているのかを測定しただ
けであった。

　DSM-Ⅲが採用されると，疫学者はそれを基本的なツールと
して使用するようになった。1970年代と1980年代の調査であ
る Epidemiological Catchment Area（ECA）（Robins and Regier,
1991）はその時点までの精神障害に関する最大の調査であり，
DSM-Ⅲに掲載されていた分類に基づいていた。この伝統は後の
大規模調査に引き継がれ，DSM マニュアルの最新版に従って実
施された。National Comorbidity Survey（NCS）（Kessler et al.,
1997）と National Comorbidity Survey Replication（NCS-R）
（Kessler et al., 2005）である。

　「絶対的基準」が診断の妥当性に問題があるものを含んでいる
ときに，地域の中のサンプルの測定がいかに正確であるかについ
て立ち留まって疑問を呈する者はいなかった。障害の定義が広い
ことが高い有病率につながるという循環論法に注目したのは少数
であった。NCS-R が一般人口の高い割合の人がうつ病，双極性
障害，ADHD ないし自閉症に苦しんでいると報告したときに，
その結果に疑問を呈するのは唯一，DSM のシステム自体に問題
があると提起することであった。まさに，これこそがなされるべ
きことであった。その代わりに，疫学は外的妥当性を欠く状態を
評価することに使用された。この理由で Allen Frances はかつて
私に，「疫学は何にもまして精神医学に害を与えた」と言ってい
る。

　このような類の直近の調査は，National Epidemiological Study
of Alcohol and Related Conditions（NESARC）が実施したもの
である。しかし，この調査は研究助手がDSM を基準にして評価
したものであり，PD は特に信用しがたく誤解を招くおそれがあ
る内容であった（Grant et al., 2004b）。PD の専門家としては彼ら
を診断するに当たってバイアスがかかるかもしれない。しかし，

人口の 15 〜 20% が PD を患っていると認めることはできない。
このような大きな割合で正常の中に見つかるようでは，この概念
自体の意味がなくなる。

　人々は，DSM の個々の版が，実はコミュニケーションの方法
であり科学的に妥当性がある記述ではないことを忘れがちであ
る。このマニュアルは医師があらゆるタイプの患者を診ることを
正当化するために作成された。そのために，臨床医が幅広い範囲
の患者を診られる目的で多くの診断が拡大された。

　「有病率の膨張」という表現は，疫学調査が人口における精
神障害者の有病率を過大に推測する傾向について言及している
(Patten, 2008)。時間とともに大規模な調査結果は何らかの診断に
合致する人間を発見するようになる。大うつ病，双極性障害，
ADHD で有病率は大幅に増加した (Frances, 2013)。主な例外は
統合失調症であり，ほとんどの調査サンプルで 1% 以下に留まっ
ている (Kessler et al., 2007)。その理由として，疫学者が躍起に
なって探したがっている状態ではないからである。後の章の中
で，それぞれの状態における診断的流行とも言える「有病率の膨
張」の対象になった理由を探る。

臨床現場における診断名の流行

　「有病率の膨張」は間違いなく疫学研究に限定されたことでは
なく，臨床場面にも大きな影響を与えている。私は「診断名の流
行」という言葉を紹介するに当たっては Allen Frances (2013)
に恩義がある。臨床家が患者を診るたびにある診断（カテゴ
リー）を思い浮かべると，それが臨床的有病率を引き上げる。流
行は，単純なアルゴリズムを認めれば認めるほど，容易に起こり
得る。再度取り上げるが，大うつ病が一番良い例だ。もし患者が

２週間かそれ以上の間，十分不幸な感じで，５つの臨床症状を訴えれば，大うつ病の診断基準に合致する。診断がなぜどこにでもあるものになってしまったかの理由がここにある。流行はまた，患者が確立された診断名に一見して類似している症状を呈するときにも起きる。例えば，気分の変動は双極性障害の症状の１つとしても見られる。注意に関する問題は ADHD として捉えられる。奇妙で社会性のない人は自閉症と診断される可能性がある。何か悪いことが最近ないし過去に起こったことがある人は PTSD の診断を受ける可能性がある。

　診断の流行の思いがけない出来事は，直近の科学的発見に基づくということである。診断上の概念が多くのことを説明するようであれば，厳しい疑問が呈されることはない。患者はこうした考えをためらうことなく受け入れてしまう。多くの患者は医師や自分の家族に，「私は○○の診断を受けた」と伝える。このように話す患者は，生検やスキャンのように確定的な検査を受けたような，疑いようのない口調で話す。彼らはせいぜいスクリーニングの道具として自分で報告する手段を与えられたにすぎない。精神医学における診断は大抵の場合，ひとりの臨床家としての意見にすぎない。

　診断の流行のバンドワゴン効果（訳注：ある選択が受け入れられるとより多数がその選択を受け入れる）は，従来言われていた「利用可能性バイアス」（Kahnemann, 2011）に対して臨床家を脆弱にしてしまう。言い換えれば，彼らは実際に観察しているものよりも予め心の中にあるものに従って診断を下してしまうのである。

　またもう１つの問題は，実証的な調査（Zimmerman and Galione, 2010）が明白に示しているように，臨床医は必ずしもマニュアルに何が書いてあるか覚えているわけでもなく，結論に達する前に

調べることもないということである。精神医学における診断は依然として「即席」のものであり，臨床家が科学的マニュアルで推奨されるような正確な方法で診断を下すことは期待できない。

診断，神経科学と製薬業界

過剰診断に関する議論を終わらせるには，製薬業界の役割を考慮しないわけにはいかない。精神障害が脳障害と再定義され薬物で治療されている生物学的精神医学の世界観は，何億人もの人に販売されて巨額な利益を得ている製薬業界に大きく支えられている。

同時に製薬業界は学術的に影響のある団体の専門家に自社の薬を処方するように影響を与えるため，金を支払う（Angell, 2000）。なぜ臨床家は，治療装備一式が薬理学で占有してしまうというメッセージを受け入れてしまうのであろうか。この現象を理解するためには，観念的な要素を考慮しなければならない。以前にも述べたが，薬を処方すれば精神医学を他の分野の医学のように見せることができる。精神療法は良くて不十分で最悪非科学的という見方は，精神障害は「化学的な不均衡」の結果であり，正しい薬の調合で是正し得る，という業界の共通認識に基づいている。薬理学のアピールはこうした方法で，精神障害の神経科学モデルの優位性を反映している。多くの精神科医は，人生の中での出来事の精神病理的な側面に口先だけの支持はするが，結局のところ，患者は神経伝達と神経経路の問題に悩んでいると信じているのである。こうして，誰もが何らかの精神障害に罹患して診断可能であると容易に考えてしまう。

4　科学，哲学と診断

科学的診断

　医学ないし疾病分類学の診断に関する実証的な研究調査は，疾病を科学的データに基づいて分類しようとする。これを達成するために，研究者は診断の構成概念の妥当性を決定しようとする。すなわち，測定する対象が測定しようとしているものかを確認することである。構成概念妥当性の研究は心理学の基本的な概念である（Cronbach and Meehl, 1951）。ほとんどのデータが自記式の質問紙からなる。しかし，臨床的評価と診断が主観的であるため，外的妥当性が必要とされる。臨床家によってなされた評価は何らかの他の評価と一致する必要がある。それは時に「黄金の基準」と評される。

　内科では，臨床的診断を，血液検査，画像検査，生検や病理解剖の結果と比較確認することが可能である。生物学的指標は解釈の予知がある。例えば，放射線診断医は必ずしもスキャンの結果に同意しない。しかし，生物学的指標に特異度があり感度が良い場合，それらは疾患の経過を明らかにしてくれる。精神医学は「黄金の基準」を欠いているが，必ずしもいつもそうとは限らない。

　外的妥当性が存在しない場合，兆候と症状が間違いなく主観的なものであっても，それが我々の出発地点となる。この情報から得られた臨床的診断と同様に，我々が観察したもの，患者が訴えたものに，必ずしも信頼性があるとは限らない。

　精神科診断に関する構成概念妥当性の研究は40年以上前から始まっている。このときに Missouri の St. Louis にある Washington University の研究者である Eli Robins と Samuel Guze（1970）が DSM-Ⅲ の概念的基礎になる原理を創造した。Robin-Guze の妥当性の基準は，①臨床的記述，②臨床検査，③他の疾患の除外診断，④追跡調査の結果，⑤家族歴，であった。

　残念ながら，この1つ1つの基準が大きな課題を抱えている（Kendler, 1990）。臨床的記述は主観とバイアスで制限されている。系統的な訓練を実施しても，臨床家は自分が診たいと期待しているものを診る傾向がある。精神障害の臨床検査は未だ初歩的な段階にあり，生物学的マーカーは未来への期待にすぎない。診断の重複はよく見られる現象で，疾患の間にある希少性の圏域（zones of rarity　訳注：正常域に変わっていく疾患の境界設定の問題）はほとんど見つかっていない。精神障害の経過がさまざまであるために，予後調査は制限されてしまう。最後に家族に障害を広く認めても，最も一貫性があるのは症状と性向であり，診断名ではない。まとめて言うと，Robin-Guze の基準の考え方はすばらしいものであったが，実践では失敗してしまい，精神科医が科学的な疾病分類学を発展させることはなかった。

　DSM-Ⅲ の編者である Robert Spitzer は，有効性を確立するために，Longitudinal Evaluation of All Data ないし LEAD 基準と言われる新たな方法論を築いた。これは単に，診断的な結論はその人が実際のところ集められるだけの情報に基づいているということだけである。しかし，LEAD 基準が提供するのは，外在的な有効性ではなく，より正規な専門家のコンセンサスである。

　診断の構成概念妥当性の（有効性を構築する）ための究極的な源は生物学的マーカーであるかもしれない。これらがなければ，

精神医学の一般的な診断の有効性にも疑問が残る。統合失調症と双極性障害は異なる疾病なのか, それとも重なり合う症状群なのか。我々にとっては依然として不明である。なぜならば, これらの2つの状態を定義するのは, それぞれの特有の神経生物学的な過程ではなく, 兆候と症状のリストだからである。うつ病は単一の疾患で重症度が異なるだけなのか。生物学的マーカーが不明である以上, この考えが正しいとも間違っているとも断定できない。現行の ADHD の診断基準に合致した人はすべて同じ病気にかかっているのか。生物学的マーカー不在では, この重大な質問に答えることはできない。

　診断に関する最も規模が大きく優れた実証的な調査は, Mark Zimmerman の主導のもとに実施された。彼は Iowa で訓練を受け, Brown University で働いている精神科医である。Zimmerman は外来患者の臨床評価の妥当性と一致度を調査した。Zimmerman の Methods to Improve Diagnostic Assessment and Services（MIDAS）プロジェクトは今までに200本の科学的論文を生んだ（この臨床的に重要なプロジェクトは外部基金の援助を一切受けずに実施された）。

　驚くべきことに MIDAS が明らかにしたのは, 臨床家は大うつ病に関してでさえ DSM に忠実に従っているわけではないということであった（Zimmerman and Galione, 2010）。実際の診断でマニュアルに掲載された多くの診断リストを無視するのは, 臨床家がそれらを覚えられないからである。心理学では, 7項目以上あるリストは記憶に残らないということが以前から言われている（Miller, 1956）。ほとんどの人はモーゼの十戒を聴くのに苦労するはずである！　うつ病に関する9項目は, 本を参照しない限り, 単に項目が多すぎると言える。

　さらに，診断を数分で下さなくてはならないときに，臨床家が
アルゴリズムに従っているとは考えにくい。Kahnemann が唱え
る「速考」(2011) は，有用性のバイアス（availability bias）に
左右されやすく，それは最初に頭に浮かんだものが優位になると
いうものである。これらのことは Zimmerman ら（2005）が指摘
したように，系統化された半構造化面接が黄金の基準であって
も，臨床場面での臨床診断は最も一般的な診断を過剰に認知する
一方で他を取り逃がすようにひどく不正確なものである，という
ことを説明しているだろう。

　端的に言うと，臨床場面において DSM マニュアルに何が書か
れているか臨床家が注意深く注目しない限り，科学的な疾病分類
は適応できない。いずれにせよ，DSM 基準を最も慎重に使用し
たとしても，精神障害の理解がより進まない限り，構成概念妥当
性には到達できない。精神医学にとって，妥当性は未だ遠い未来
の目標である。

経験則としての診断

　仮に診断が常に科学的ではなくても役に立つのか。その答え
は「役に立つ」である。なぜなら，それは経験則（heuristics）
として役に立つからである。この用語は，理論的に一貫性のある
体系である化学の元素や生物学の細胞と違って，実際的な経験に
基づく「経験的常識」として言及されているからである。経験則
は，正確というより近似的であるという点で，科学的方法とは異
なっている。我々はこの点を忘れがちである。診断に関して同僚
と意見を交換するときに，自分自身はこの診断はあくまで理論上
のものと感じているが，他の人が同様にこの原則を理解している
か定かではない。

　Kahnemann（2011）は経験則の概念を詳細に記述した。人々は往々にして，完全な情報が手もとにないと（臨床家も診断を下すときは同じである），経験則に頼らざるを得ない。これらの手っ取り早い方法は研究成果に基づいていない結論へと我々を導くが，十分に情報交換をする方法を提供してくれる。

　経験則は決して「実体」ではないが，やがて具体化される（この用語は，あたかも抽象概念が実際に存在するように扱われる）。多くの診断名は臨床家が納得するようであれば流行する。他の診断は DSM マニュアルにあまりに長く記載されているので誰も疑問に思わない。

　大うつ病がここでも最適の例となる。この診断は経験則的なものであり，時には実際的な助言の元にもなるが，疾病過程を記載しているわけではない。むしろ，大うつ病は，一連の共通して見られる臨床的な現象をまとめて記載した便利な方法である。言い換えると，それは症候群である。これが，この診断をされた患者が治療に対してさまざまな反応を示す理由である。もし，臨床家が診断を経験則的なものだと捉えれば，うつ病を過剰診断したりはしないし，診断基準を満たすすべての患者に対して抗うつ薬を処方したりはしない。そうすることで，診断は特定の治療を要する特定の実在する疾患ではなく経験的なものであると示唆し得る。残念なことに医学の中心的であるそのアプローチの根拠を，想像によって依拠しているのである。

還元主義

　還元主義は科学において最も成功した戦略の1つである。このアプローチは，複雑な現象を単純な要素に分解して理解するものである。例として，核物理学（原子はクォークと電子から成り

立っている），化学（分子は元素より成り立っている），そして生物学（器官は細胞から成り立っている）などがあげられ，医学では医師は時に「人の全体を治療する」と言うが，一般的には疾患を器官，組織，細胞単位で理解している。こころが脳の機能である以上，化学と神経細胞のネットワークで理解しようとするのは自然なことである。精神医学の立場の研究者の中では，精神障害は脳の障害であると強く信じられている (Insel and Quirion, 2002)。

　還元主義の主な問題は，科学者によって研究された世界はさまざまなレベルから成り立ち，それぞれがそれ自体検証される必要があるということである (Gold, 2009；Kirmayer and Gold, 2012)。上で述べたように，クォークは核物理学では必須な概念であるが，直接人間に役に立つ分野にはあまり関係がない。化学では分子（例えば水）は，一般にはそれを構成する原子の性質では説明がつかない。生物学では，細胞の機能から組織の働きをすべて説明することはできない。これと同じように，精神医学では神経化学と神経経路はいくつかの現象を説明するには役立つが，複雑な精神状態は通常神経レベルには還元できない。

　精神医学界の中でも特に研究の世界で働く人は生物学的還元主義に熱心である。多くは決定論を支持し，自由意志は幻想であると考えるが，この立場を取るならば，あなた自身の臨床が薬理学的介入に限定されていることが確実である。精神医学における還元主義の限界を説明しようとすると，私自身がこころは脳とは独立した存在であると考えている二元論者であるという疑念が生じる。言うまでもなく，それは私が信じるところではない。私は唯物論者であり，こころはすべて神経活動の産物であることは承知している。還元主義者が誤る点は，それぞれのレベルの分析は還元主義的過程からは説明できない特徴を描いているということで

ある。哲学ではこれらは創発特性（emergent properties）と呼ばれている（Gold, 2009）。単純に言えば，全体は部分より偉大であるということである。

　純粋な生物学的モデルを適用することは，心理社会的な要素を低く見るという点で精神医学に大きな損害を与えた（Bracken et al., 2012）。精神障害を理解したいと思うならば，必ずしもモノアミンの状態や脳の fMRI の活動領域を知ることではない。これらは障害の性質に対するヒントではあるが，すべてを説明してくれるわけではない。我々は生物心理社会的モデルに戻る必要がある。

　神経化学は脳がいかに機能しているか明らかにしているが，こころがすべて神経レベルで説明できると期待するのは非現実的である。神経連絡や神経伝達物質から認知の複雑さ，感情や行動に及んだのは大きな飛躍ではある。脳のように何十兆もの潜在的な相互作用を考慮に入れるならば，還元主義は数多くある戦略のうちの１つにすぎない。理想的には，科学は現象をあらゆるレベルで分析することで一番進歩する。銀河系の進化と構造を研究する天文学者は，個別の惑星でこれらの現象を説明することはない。進化を研究する生物学者は，自然淘汰は DNA が変遷する間に有機体が環境と相互作用するときに限り起きることを示した。

精神障害はいつ正常に吸収されていくのか

　精神障害の診断に関連する現象は正規分布になぞられる。曲線の頂点には典型的な症例が存在し疑問の余地がない。しかし，外縁に移動すれば，患者は精神障害のいくつかの症状しか呈さないし，自分自身が病気であるという認識もない。ここが潜在性の症状と正常の境である。両者を線引きする術はない。IQ のスコア

が平均から2標準偏差以上であるときに知的障害と診断するように，任意に決めるものである。

　ということは，精神障害の納得できるような定義はなかったということである。Wakefield（2012）は非常に良いところを突いている。彼は，障害は「有害な機能障害」という概念に基づいていると提案している。このことでWakefieldは，障害が個人に目に見える悪影響を与え進化的にプログラムされた機能を干渉しなければならないとした。そうではあっても，症状を体験して何らかの形で機能不全に陥るのは一般的なことである。どこかの時点で問題が十分有害であり，診断を正当化できるほど機能障害を引き起こすか恣意的な判断を下さなければならない。

　正常は引き算である。精神病理が完全に欠如している状態である。一番幸福で非常に機能的な人にも多くの問題があるのは言うまでもない。私たちはみな悩みを持ち，全員が時として不幸を感じる。しかし，臨床家はこのような現象を疾患の潜在性の兆候として診断を下したがる。

　Frances（2013）は，精神医学はDSM-5を背景にして何が正常であるかを見失ってしまったと主張している。分類のシステムはすべての人を何らかの疾患として診断することに向かって進んでいる。DSMの基準に基づいた疫学調査は，ほとんどの人が一生の間に何らかの精神疾患の基準に合致することを示している（Moffitt et al., 2009）。おそらく，それは予測されたことである。結局のところ，身体的疾患の生涯の罹患率は100%だからである。状況に応じた正常な反応を一括して重篤な疾患とすることは，障害の概念を矮小化させる。医学では風邪は肺炎と同じような疾患として考えられているのは本当のことである。しかし，誰もが，風邪で医師を受診するのはあまり意味がないことは承知し

ている。人生の中での試練に対する反応を病理の指標とする考え方の問題は，人々が特に有害であるかもしれない精神薬理学的な治療を推奨するようなものである。

それぞれの疾患（disease）には擁護団体がある。それらの疾患に興味を持つ多くの専門家は，障害が過少診断されていると感じている。どのような研究基金の応募要項の最初の章にも，研究対象となる障害は高い有病率を持つと記載してある。稀な疾患に金を使いたがる人間はいない。

これらの問題は DSM のすべてのカテゴリーに影響している。ほとんどの精神疾患（mental disorder）はあいまいな境界を持ち，徐々に正常に吸収される。いつ悲しみがうつ病に変化するのか。特に人生上のストレス（死別による悲嘆，失職，緊密な関係の解消）を体験すれば，ほとんどの人が精神的に苦しむであろう。不安と心配事が実際に存在する場合に，診断を正当化できるであろうか。どの時点で物質乱用は嗜癖なのか。

もし仮に過剰診断に関する文献検索をするならば，Mark Zimmerman の研究グループ以外，多くを見つけることはできないであろう。医学では一般的に過少診断に関する危険性が強調されている。もちろん，過剰診断に関して警告を発することでお金を払う製薬会社などない。また，研究者は臨床家が自分の興味の対象としているお好みの障害を見逃していることについて危惧している。疫学者は未治療の地域で精神症状がいかに一般的に見られるのかを発見して驚いている。ある程度の苦悩は一般的なものであるということを認めるのは，確かに不本意なことである。それでも，正常と病理を分離できないと，精神医学は臨床科学にはなり得ないのである。

第 II 部

●

過剰診断されがちな
診断名（カテゴリー）

5 大うつ病（major depression）は どれほどメジャーなものか

　大うつ病（major depression）は，精神医学では最も一般的な診断の1つである。数十年にわたって常に使用されているので，心筋梗塞と同じように実在性があるように見える。しかし，この診断名がDSMに登場したのは1980年のことである。そしてあまり一般的には認識されていないが難しい診断的問題を提起している。

　大うつ病は過剰診断されている。最近の臨床現場における大規模調査（Mojtabai, 2013）では，医師によって大うつ病と診断された者の38%しか診断基準に合致しなかった。そしてほとんどの患者が，DSMの診断基準に合致した患者と同じ薬理学的治療を受けていた。

　うつ病の過少診断の問題に関しては膨大な文献がある（Jacob et al., 2012）。しかし，これらの研究は，すべてDSMの診断基準に合致している症例の過少診断を問題にしている。このことからは，臨床家が治療が絶対的に必要な重篤なうつ病を見逃しているのか，治療が必要でない軽度のうつ病を見逃しているのかについても疑問が明らかになる。

　大うつ病に関するもっと深刻な問題は，過剰診断を促すような定義がされていることである。残念ながら，精神障害は病名が頻繁に使用されることによって具体化される傾向がある（Hyman, 2010）。そうであっても，大うつ病は明確な実体があるわけでは

なく，必ずしも「大」うつ病である必要はない。診断は臨床的に異質な問題を呈するグループを記述しているのであり，その中には重症で時には生命を脅かすものがあったり，その一方，人間の正常な変遷の状態から由来しているものもある。最後に，診断されるための条件は9つの症状の中から5つを満たすことなので，この方法では多くの異なる臨床像が診断可能となる。

大うつ病の歴史

大うつ病という用語はDSM-Ⅲに遡る。臨床的に機能に著しい影響があるエピソードと，それほど重篤ではなく穏やかで，一時的な機能障害を引き起こさないエピソードを区別する，という試みであった。このことが，DSM-Ⅲとその後続の版の中では「小（minor）」うつ病というカテゴリーを含まなかった理由かもしれない。もし患者が「大」という形の診断基準に合致しないと，適応障害かおそらく特定されないうつ障害の領域に入ってしまう。

その結果，大うつ病は広範囲なカテゴリーとなった。誰しも9つのうちの5つの症状が2週間続けばこの診断に合致してしまう。短い時間とゆるい基準によって，状態は万人のものとは言わないまでもどこにでもあるものになってしまう。Moffittら（2009）は，人口の半分は一生のうちに少なくとも1回はこのエピソードを体験すると指摘している。

小うつ病を患っているかもしれないと考えられる患者は，やはり「大」うつ病の診断を受ける傾向がある。この臨床的判断は，うつ病が単一のカテゴリーであり，臨床的な状態像は重篤度によって変化するという仮定に基づいている。伝統的には精神科医は，メランコリアと呼ばれる重篤な病いと，人生上の出来事に対

する反応として気分や意欲が低下してもそれほど生活には影響を与えないエピソードを区別していた（Parker, 2005）。この区別はDSM-Ⅲで撤廃され，うつ病の単一理論が支持された。"Science"の中のAkiskalとMcKinney（1973）による影響力が大きい論文で，重篤・中等度・軽症のうつ病を分離する根拠はなく，軽症のうつ病者もより重篤な状態に発展し得るという論議が交わされた。単一理論には隠れた意図があった。すなわち，すべての大うつ病の患者は同じ治療を受けるべきであるということを示唆していた。すなわち，抗うつ薬の投与である。これは不幸な状態にある人に薬を処方することに対してイデオロギー的根拠を与えた。

　「大」という記述用語を使用することは，うつ病を薬理学的治療が必要な神経生物学的障害であるという定義を支持するものとして利用された。これはメランコリーに関しては正しい視点である。しかし，喪失に対して極端な反応である中等度や軽症のうつ病に関しては合理的な見方ではない（Horwitz and Wakefield, 2007）。一方で喪失の後ですべての人が臨床的にうつになるわけではない（ほとんど人がならない），そして一番軽いうつ状態でさえも遺伝的な脆弱性が働いている（Kendler et al., 1995）。そしてエビデンスは軽症・中等症のうつ状態では心理社会的なストレッサーが一般的な役割を果たしていることを示している（Kendler et al., 1999）。

　Harvard Universityの精神科医Leon Eisenberg（1986）は以前，ライフイベントの影響を無視する精神医学には「こころがない」と評した。うつ病を脳内の「科学的不均衡」としか見なさないのは科学的でもないとした。なぜなら，不均衡とされている証拠は見つかっていないからである（Moncrieff and Cohen, 2009）。しかし，この広く認められている考え方は，生活史の探究や対処

機能を発展させる積極的な働きかけに反して必然的に化学レベル
での介入を促す。

　製薬会社や精神医学会の製薬会社お抱えの研究者は，この考え
方を何十年にもわたる宣伝によって強化した。そしてうつ病は常
に抗うつ薬で治療されなければならないとした。精神分析には，
軽いうつ病や中等度のうつ病に対して豊富な文献に裏打ちされた
重要な役割がある。そこではまた，心理的介入が成功裡になされ
ると，神経生物学も変化させ得るとしている（Beck, 2008）。なぜ
人がうつ病になるかを理解するには，ライフイベントを考慮に入
れなければならない。これはまさに精神療法がしていることであ
る。残念ながらアメリカ精神医学会のガイドラインが「話す」
治療が第一の選択となり得るとし，英国国立医療技術評価機構
（NICE, 2011）が「話す」ことと「支持する」ことは抗うつ薬を処
方する前に試されるべきだとしているにもかかわらず，臨床家は
処方箋を書く傾向にある。

　現代のうつ病の概念の問題点は心理社会的な要素を軽く評価し
ていることである。うつ状態になる理由があっても，一部の人し
か症状を呈さないのは事実である。この結果はストレスと素因の
両者に依存している。遺伝的負因が強い症例（これらの症例はほ
とんどが薬物療法を必要とする）をより環境因が強い症例（薬物
療法を必要としない可能性がある）と区別する試みは可能であ
る。

　このことがDSM-Ⅲと DSM-Ⅳが悲嘆（grief）の除外項目を
含んでいた理由である。仮にうつ病の症状が直近の喪失に起因す
るものであれば，診断を下すべきではないというのである。一方
で悲嘆の後であまりにも長く続く重篤なうつ状態は，精神障害と
して考慮されるべきである。しかし，この排除規定には一貫性が

なかった，なぜならば悲嘆に焦点を当てることは他の人生上の逆境（親密な関係の解消，失職）に遭遇したときにも同じような症状を呈する可能性があるからである（Wakefield et al., 2007）。マニュアルはこのような状況に際しては注意を払うべきであると忠告しているにもかかわらず，DSM−5においてうつ病の診断をするときには悲嘆の除外項目を外す決定について議論を巻き起こした。より大きな問題は，本当に1つのタイプのうつ病しか存在しないのか，あるいはメランコリータイプや非メランコリータイプは存在するのか，ということである。これに加えて診断基準を満たす一時的な不幸な時期を加えると，1つではなく3つの可能性が考えられる。

　大うつ病の境界に関しては，諺に登場する「部屋の象」（訳注：誰もが認識しているが話したくない重要な問題）を見逃すことになる。すなわちDSM−Ⅲによって導入されたあまりにも広く定義された大うつ病の定義である。9つの中のわずか5つの症状を最低2週間という短期間に呈しただけで診断を下される可能性がある。確かに臨床的には稀にこのような短期間で診断されるが，この極端に短い時間経過は診断的な構成要件を矮小化させる。これは人生上の些細なつまずきもうつ病に匹敵するということを意味する。診断に対するうつ病の低い閾値から，うつ病の生涯有病率がなぜ50％以上という高率であるのかが理解できるだろう（Moffitt et al., 2010）。

　精神医学は，人生において何度か短い期間悲しみにくれるのは普通であるということを忘れてしまっている。疫学調査によれば，このような症例は一般的には治療しなくても自然寛解する（Patten, 2008）。これを根拠に，私は個人的には診断のための期間を4週間ないし6週間に延長することが望ましいと考えてい

る。このようにすることで，少なくとも「大うつ病」をより "大きな" ものにすることができる。現状のままでは，1つの診断カテゴリーのもとに，即刻入院が必要な状態と，普通は自ら自然経過で回復する状態を，同時に表現してしまっている。

　1980 年以前は，DSM-Ⅱ はより軽症な状態と重篤な状態を区別していた。それぞれ，神経症的うつ病と精神病的うつ病と呼ばれていた。残念ながら，この用語には問題があった。神経症は明瞭でない意味を含んでいたので，やがてマニュアルから排除される。それに加えて，重篤なうつ病が必ずしも精神病的な特徴を呈するわけではない。DSM-Ⅱ は，大したきっかけもないのに重篤な病気として発症するうつ病を，環境的なストレス要因への極端な反応であるうつ病から区別しようとしたが，軽症と重篤な状態を区別するのに間違った方法を選んでしまった。

　うつ病は，Hippocrates（ヒポクラテス）によって最初に記述された古典的なメランコリアと，誰しもが罹患し得るより軽症な状態に分けることが可能である（Parker et al., 2011）。精神医学はメランコリーを別のカテゴリーとして使ってきた（Shorter, 2008）。その区別に重要な臨床的な意義が存在した。うつ病が「不意に予告なしに」招来する場合と症状が重篤である場合には，対処の仕方としてほとんど必ず生物学的介入が実施されるか（補助的に抗精神病薬の投与や電気痙攣療法を伴う場合も伴わない場合も含めて）入院も考慮された。しかし，患者が人生上の喪失や不満の後にうつ状態に陥った場合は，さまざまな介入（精神療法，薬物療法ないし両者の療法）に効果をあらわし，症状は時として自然に寛解する。

　大うつ病の診断は 35 年前に導入されたが，多くの臨床家は当時の画期的な革新であったことを覚えていないだろう。残念なが

ら DSM-5 はうつ病の単一論に支配され続けている。それゆえ大うつ病の構成に手をつけずに臨床家がメランコリーを診断するのは亜型であるか修飾タイプであるとしかせず，別の疾患であるとは認めていない。反対に軽症うつ病は，すべての人の人生で遭遇する「悲しみの時間 (period of sadness)」として理解できる。このような区別は，もし治療選択に与える影響がなかったならば理論的と言えるかもしれない。DSM の定義に支えられたうつ病の単一精神病論は単一の治療を奨励している。処方の適応として，最低でも HAM-D (Hamilton,1959) のような尺度での高得点が必要とされていたならば，このような傾向は制限されたであろう。

悲しみとうつ病

　社会学者である Alan Horwitz とソーシャルワーカーである Jerome Wakefield は精神医学の盟友ではあるものの，その診断システムには批判的である。彼らは「悲しみ」と「うつ」(Horwitz and Wakefield, 2007)，また「恐怖」と「不安」(Horwitz and Wakefield, 2012) の相違を見分けるための問題点についての重要な 2 冊の本を出版している。

　原則的に言えば，「悲しみ」は正常であり，「うつ」は病理的である。しかし，どのようにしてこの両者の線引きをするのか。Horwitz と Wakefield は，精神医学が過少に包摂よりも過大に包摂することを選んだと指摘している。結果的に大うつ病の診断に対するハードルはあまりにも低すぎることになった。悲しみにくれて臨床家を訪ねれば，おそらく抗うつ薬の投与を受けるであろう。うつ病ではない患者がこの薬剤を処方される比率は徐々に増加している (Mojtabai and Olfson, 2011)。このようなことは，こ

れらの薬剤が必ずしもプラシーボより効果があるわけではない
というエビデンスが示されているにもかかわらず起こっている
（Kirsch et al., 2008）。

　精神医学は現代文明の一部である。我々の文明の特筆すべき点
は，人類が抱える問題に積極的に取り組んでいることである。
人々が，過去には，人生は悲劇的で不満と喪失に彩られていたこ
とを認めない。とは言え，Sigmund Freud は精神分析的な治療
だけが神経症的な苦悩を人間の通常の悲哀に置き換えることがで
きると示唆した。

　医学的ケアに対するこの態度は「良い状態よりもさらに良
くなる」という期待であると言われている（Elliott, 2003）。この
精神は極めてアメリカ的であり，著名な精神科医である Karl
Menninger（1963）によって推進された。彼は結局のところ
Kansas 出身ではあるのだが。「良い状態よりもさらに良くなる」
という願望は，精神分析が長年にわたって大変な人気があった理
由の１つである。人間の潜在能力の可能性に関する考え方のよ
うに，精神分析は誰もが幸福になれると主張した。ただし，それ
には５日間ではなく５年かかるのだが……。

　アメリカ以外の国でも診断のインフレに影響を受けていない
とは言えない。つまり，International Classification of Disease
（ICD）のうつ病に関する定義は DSM と酷似しているのである。
臨床家が悲しみを避けられないものとして受け入れてその病理化
を拒否するのであれば，うつ病の過剰診断は劇的に減少する可能
性がある。しかし，これには医学的判断の変化もさることながら
文化も変化する必要がある。

郵便はがき

料金受取人払郵便

杉並南局承認

2808

差出有効期間
平成30年11月
30日まで

（切手をお貼りになる必要はございません）

168-8790

（受取人）
東京都杉並区
上高井戸1―2―5

星和書店
愛読者カード係 行

|||ı||·ıl|ıl||||ı||ı|····ı||ı||ı|ı||ı|ı||ı||ı|ı||ı||ı|||ı|

書名　**現代精神医学を迷路に追い込んだ過剰診断**

ご住所（ a.ご勤務先　b.ご自宅 ）
〒

(フリガナ)

お名前　　　　　　　　　　　　　　　（　　　）歳

電話　　　　　　（　　　　）

書名　**現代精神医学を迷路に追い込んだ過剰診断**

★本書についてのご意見・ご感想（質問はお控えください）

★今後どのような出版物を期待されますか

ご専門

所属学会

〈e-mail 〉

星和書店メールマガジンを
（http://www.seiwa-pb.co.jp/magazine/）
配信してもよろしいでしょうか　　　　　　（ a. 良い　　　b. 良くない ）

図書目録をお送りしても
よろしいでしょうか　　　　　　　　　　　（ a. 良い　　　b. 良くない ）

抗うつ薬の影響とプラシーボ

　ほとんどの同僚の医師は，大うつ病の患者には抗うつ薬を処方すべきであり，この薬剤が重症のみならず軽症の状態にも高い効果があると信じている。処方が功を奏さないときには，場合によっては何度も薬剤を変更し，別の種類（通常は抗精神病薬）を加える。

　エビデンスはこの方法を支持していない。抗うつ薬は重篤な患者に奏功する（しかし，時にはより広い状態の症例にも有効ではある）。このことは Kirsch ら（2008）の広く公表されたメタ解析による結果で明確に示されている。この研究ではゆくゆく雑誌で発表される予定の結果のみならず政府が関与したすべての臨床試験を網羅した。その結果，プラシーボは重篤なうつ病では効果が低いが軽症や中等度のうつ病では効果が高かった。同様な知見が Fournier ら（2010）からも提示されている。したがって，薬物療法はメランコリアではキレが良いものの，外来で診るような多くの症例ではプラシーボより若干ましという程度でしかない。

　これらの知見が臨床を変え，抗うつ薬を当たり前のように処方するというスタイルの根幹に変化をもたらすと期待するかもしれない。とんでもない！　アメリカ人が抗うつ薬を服用する比率は伸び続けており，現在は 11％（Pratt et al., 2011）である。一方で専門家はさまざまな理由をつけて，これらの薬剤は今までに臨床試験が証明し得た以上に効果を発揮すると主張している（Blier, 2008）。臨床家は臨床活動の中心である処方という活動を手放したがらないものだ。これは至極，了解可能なことである。そして，何年も服用し続けている患者は服薬を中止することを恐れている。最後に保険の支払いに対する還付が，これらの薬剤の処方

と，患者が服薬し続けることを強化している。

　抗うつ薬を処方しないと医療過誤として訴えられるという認識から，1980年代の有名な訴訟が思い出される。有名な内科医である Raphael Osheroff は精神分析を専門とする私立の病院に入院した（Maryland の Chestnut Lodge である）。そして，精神分析のみの治療を6か月間受けた。主治医は自己愛性格に焦点を当てた（実際にそれは存在した可能性がある）。しかし，彼が入院中に焦燥のあまり常に院内を歩き回っていたにもかかわらず，メランコリー性のうつ病の存在を見逃した。他の病院で三環系抗うつ薬により好転した後に患者は Chestnut Lodge を訴え，そしてやがて示談で和解した。そして Osheroff は臨床に復帰して2012年まで生きた。このケースは判例にはならなかったが，その評判が結果的には "American Journal of Psychiatry" の記事にもなり（Klerman, 1990），抗うつ薬を処方しそこなってはならないというコンセンサスにつながった。しかし，Osheroff の症例を一般化するのは困難である。なぜなら，症例の記録を詳しく精査すると，患者はメランコリックなうつ病に罹患しているからである。訴訟は正当化されたものだが，抗うつ薬を処方しないことが自動的に医師を法的な危険にさらすと解釈する意味にはならない。

　しかし，アメリカ精神医学会によって採用され，最近では2010年に改定された標準的な治療ガイドラインは，精神療法が代替療法として認められている場合でも，うつ病が軽症であれ，中等度であれ，重篤であっても，抗うつ薬による治療を即刻開始することを支持し続けている。アメリカ人の同僚医師よりも大抵の場合は常識があるイギリス人は，このエビデンスに対して異なる見方をしている。イギリスの独立した委員会である NICE

（2009）は組織化された精神医学会ともつながりはなく，すべての医療に関するガイドラインを発行している。そこでは，診断に関しては厳しい基準を適用している。軽症のうつ病患者に対しては抗うつ薬を処方するべきではなく，支持的に経過を観察してライフスタイルを良い方向に改善するように特に推奨しているのである（たとえば，運動）。抗うつ薬はこの初期の介入が失敗に終わったときにのみ推奨されている。そして，精神療法は薬物と同様に効果がある手段であると記述している。

エビデンスに関して，NICE のガイドラインはアメリカ精神医学会による推奨よりも一貫性がある。「やればできる」という文化に呼応して，アメリカの精神科医は治療に関してより積極的である。また，アメリカでは抗うつ薬は数十億ドル規模のビジネスである。そして多くの著名な精神科医が製薬会社に取り込まれているか，彼らの臨床の場自体が製薬会社に買収されてしまっている。アメリカ精神医学会の役員になった連中は，抗うつ薬の販売促進をすることで何億ドルも稼いでいる。このような益が彼らの臨床的な「判断」に影響を与えていないとは考えにくい。

臨床実践のガイドラインの推奨に沿って臨床をする精神科医は，エビデンスがどれほど確実なものであるか検証することはめったにない。著作のために実践したところ（Paris, 2010a），うつ病の治療に対する一般的な選択肢は積極的なマーティングの影響もあってか，研究に裏打ちされたデータは弱いものであった。例えば抗精神病薬による増強療法はたった2つの臨床試験で支持されていただけである。その2つとも業界のために代金を支払って実施されたものであり，独立した追試は存在していない。残念ながら，一般大衆は治療の最新の発展の恩恵を受けるべきであるという視点では，アメリカ食品医薬品局（Food and Drug

Administration：FDA）は最小限のエビデンスで満足している
ということになる。製薬会社は，FDA によって何か新たな「適
応」が認証されるたびに薬剤の使用は劇的に増加すると確信して
いる。

　特に抗精神病薬の増強療法の適応に関しては，重篤なうつ
病，中等度・軽症うつ病の違いが判別できないという一般的な
問題に陥る。精神病的でメランコリックなうつ病患者はこれら
の薬剤や chlorpromazine の出現した頃まで遡る臨床的な実践を
必要とすることが長く知られていた。特に抗うつ薬にも反応し
ないうつ病のタイプの患者にこれらの薬剤を日常的に処方する
のは，また別の問題である。正当化できる唯一の理由は，鎮静
化の必要性である。しかし，最新の医学における主導者であ
る "Choosing Wisely" の報道発表では（www.choosingwisely.
org/apa-release-list-of-common-uses-of-psychiatric-medication-
to-question/），アメリカ精神医学会は，この実践に対してより毒
性の少ない代替物が良いという視点で対抗してきた。

　残念なことに，大うつ病に対する医学的治療は現在処方されて
いる薬剤では効果に限界があることに悩まされているという言葉
は，臨床家から発せられたものではなかった。したがって，うつ
病に対する不適切な治療と精神療法が精神薬理学の代替となるこ
とを考慮しないことは，大うつ病の過剰診断とうつ病の単一精神
病論の直接の結果である。

　要約すると，大うつ病の幅広い概念は大うつ病の構造を具体化
して，対処方法のガイドラインとしては不十分なものにしてい
る。また，地域でのずさんなスクリーニングプログラムを支える
結果ともなった（Patten, 2008）。このときの前提は，多くの人々
が，問題を認識し，医師に相談し抗うつ薬を処方されれば対処で

きる治療可能な病いに苦しんでいるということであった。このことが地域住民に対するスクリーニングの大規模な使用につながった。人々は簡単にスクリーニング項目を記入し，うつ病であると結論づけ，医師のところに出向いて処方を受け取ることができるのである。しかし，地域で診断されないほとんどのうつ病は軽症ないし一過性であり，自然寛解するものであり，うつ病のスクリーニングに使用された方法の妥当性は疑わしい（Thombs et al., 2008）。一方で，精神科医は余計な仕事を探す必要などほとんどなかった。抗うつ薬を服用することで必ず軽快する重篤な患者たちにその努力を集中させた。

　多くのうつ病ではない患者に抗うつ薬が処方されている。そして，その一部は不安障害に処方されていた。しかも Mojtabai（2013）の調査した3分の2に近い症例では，DSM の基準を満たさないような軽い症状しか存在しなかったという。明らかに抗うつ薬を必要としない多くの人々が服用しているのは間違いない事実である。誰かが亡くなったときの悲嘆や何か他の喪失などの悲しくなって当然の理由が存在する患者が，このように治療の対象となっている。彼らには全く異なる介入が必要であるかもしれない。しかし，この診断システムは，薬理学的介入をいつものように実施するのを支持するために使用されている。

　抗うつ薬が臨床でうつ病の症状に必ずしも有効であるわけではないということを認めないことで，他の幅広い臨床的な過ちにもつながっている。例えば，抗うつ薬は効くには時間がかかるので，少なくとも2週間，ないし2か月服用しない限り有効か否かは判断できないという広く信じられた見方がある。しかし，Posternak と Zimmerman（2005）はメタ解析を実施し，プラシーボを服用した患者もまた同じ遅延した反応があることを示し

た。さらに，抗うつ薬に全く反応しない「治療抵抗性」患者のか
なりの割合が，増強療法や抗うつ薬の種類を変更した後でも改善
していない（Valenstein, 2006）。

　臨床家も研究者も，抗うつ薬を一定量服用していた患者が時に
数か月が経過すると全く反応しなくなる現象に戸惑っていた。
Zimmerman と Thongy（2007）は，この現象は現在，研究対象
となっている人の中に，本来反応する人とプラシーボに反応する
人が混在していれば説明できるとした。したがって抗うつ薬から
もはや利益を得ることがない人はそもそもプラシーボに対する反
応しか示さなかった可能性がある。今までにも見たように，こ
れらの薬剤に対するプラシーボの反応は極めて高い（最低でも
40％）。

　それではなぜ非常に多くの患者が抗うつ薬に信頼を置くのか。
一度，意気消沈しやる気をなくした人は何らかの形で希望が与
えられれば良くなることは長年知られている（Frank and Frank,
1991）。うつ病の人が医者に赴き，すでにマスコミによって事前
の知識があるので処方箋を受け取ることを期待し薬剤が症状を緩
和すると信じていれば，この一連の流れは当然なものとなる。

　さらに，患者が抗うつ薬をある一定期間服用していれば，その
人は再発を恐れて服薬を中止するのを嫌がるようになる。患者は
よく一日だけ服薬を忘れたら気分が悪くなったと訴えるが，この
ことは半減期が長い薬物の場合はつじつまが合わない。

　抗うつ薬の維持量を投与する必要がある人もいるというエビデ
ンスがある（Hirschfeld, 2000）。しかし，だからと言って大うつ病
の診断基準を満たす人が一生涯病気について回られ一生涯治療が
必要になるわけではない。人口に対して抗うつ薬の普及が増加し
ている１つの理由として，これらの薬剤があいまいな根拠で処

方されているということがあげられるかもしれない。女性は妊娠の可能性があるときは治療継続に関して相談に来るだろうが，抗うつ薬には重篤な副作用はほとんどなく，たいていは無害である。

　医学の歴史は何世紀にもわたって人気を保ち続ける治療方法で溢れている。なぜなら，臨床に携わるすべての医者がそれを信じるからである。私たちはこれらの過去の物語を呆然として見返すが，未来の世代では現在の我々のやり方を同じ視点で見るとは限らない。私は抗うつ薬が無効であると言っているわけではない。しかし，その有効性が誇張されているということと，こうした薬物は重篤なうつ病に限って使用されるべきであると言っているのである。なぜなら，これらを処方するのは簡単なことであり，強いブラシーボ効果を引き起こすからである。現在，使用されている方法は大うつ病の過剰診断の結果なのである。

6 双極性障害

双極性障害（bipolar disorder）は深刻かつ生活に支障をきたす重度の精神障害である（Goodwin and Jamison, 2007）。このような理由から，医師はある程度注意を払ってこの診断を出すと考えられているだろう。しかしこの障害の複数形（"bipolar disorders"）には，変異形や関連症状も含まれるため，過剰診断へつながる可能性は非常に高い。

現在の診断実習は Emil Kraepelin（1921）が開発した二分法をもとに行われている。これは認知力に影響を及ぼし予後不良を伴う慢性的疾患である統合失調症と，予後が良く以前は一過性気分障害と呼ばれた躁うつ病を区別するものである。最近の研究調査によって疑問視されているこの Kraepelin の二分法については，我々も議論しているところである（Craddock and Owen, 2005）。精神科医が患者をどちらに振り分けたらよいのかわからない場合，統合失調感情障害というカテゴリーを使うことができるが，綿密な調査によれば，突出した精神病性特徴が見られる場合，このカテゴリーの多くの患者はより重度の双極性障害を抱えていると示唆されている（Lake and Hurwitz, 2006）。

双極性障害 II 型は新たに DSM-IV で導入されたカテゴリーだった。患者は完全な躁状態ではなく軽躁病の特徴を持っているとされたが，通常，双極性障害 I 型と同じように lithium への反応が見られる（Parker, 2012）。しかし臨床医は軽躁病が最低でも 4 日間続けて継続し（通常はそれよりも長い），また異常な気分

も途切れないという条件を順守する必要がある。私はたった1時間や2時間の気分変動や情緒不安定をもとに双極性障害Ⅱ型が疑われているケースの相談を多く受ける。

　潜在性の双極性障害は「治療抵抗性」うつ病の患者の評価にも影響している。なぜなら潜在的に双極性障害が存在しているために治療に不応と考えられる場合があるからだ（Sharma et al., 2005）。だが，治療抵抗性とはどういう意味だろう。軽度や中等度のうつ病患者は抗うつ薬に常に反応を示すわけではない。「治療抵抗性」はメランコリアなどの深刻な病いにのみ使われるべきである。また症状が見られない場合，どういう根拠に基づいて患者が潜在性に双極性を抱えているか否かを判断するのだろうか。我々には参考にできる生物学的指標がない。

双極性スペクトラム

　双極性の範囲の拡大によって過剰診断の危険性は現実のものとなり，これはすでに近代精神医学で最も問題のある事象の1つとなっている。双極性スペクトラムの広い範囲の基準を用いた調査では，ほとんどすべてが気分の不安定さに基づいており（Akiskal et al., 2006），これらの診断は精神科クリニックの全患者のうち40％に見られた。精神科の全患者のほぼ半数がたった1つの障害に当てはまってしまったのは，私が「双極性帝国主義」と呼ぶものの1つの例にすぎないのだろう（Paris, 2012）。

　双極性スペクトラム障害とは実際のところ何であろうか。双極性スペクトラムという概念は，他の診断を出された患者の多くが，本当は軽度（異形も含む）の双極性に苦しんでいるということを前提にしている。これらの見方は気分変動の非特異性を軽視している。主な提唱者はスイスの精神科医 Jules Angst（1998）

と，アメリカの精神科医 Hagop Akiskal（2002）である。DSM-5
は双極性障害の定義を拡大していないが，すべての気分変動の背
後に双極性を見ようとする傾向は臨床の現場に広く影響を及ぼし
ている。「双極性帝国主義者」が双極性スペクトラムの範囲内と
考える障害の一覧には，治療の効果が見られない大うつ病，薬
物乱用，パーソナリティ障害が含まれる（Akiskal, 2002）。これに
よってスペクトラムが非常に広範囲になるのは言うまでもない。

　重度のうつの再発を繰り返すことが時に双極性へ変質するのは
事実だが，これは予想できるものではない。Akiskal ら（2006）
の研究では，これらのケースには気分変動が見られることから，
双極性スペクトラムとして扱われた。加えてうつが易刺激性と
衝動性を伴う場合，Akiskal らは軽躁状態のエピソードがなくて
も患者を双極性スペクトラム障害と特定する。薬物乱用，摂食障
害，パーソナリティ障害を含む他のさまざまな障害もまた同じよ
うに捉えられている。

　躁病の発症は常に，過活動，多弁，気分の高揚という症状の特
性に基づいて診断されてきた（Goodwin and Jamison, 2007）。軽躁
状態のエピソードの発症はそれほど深刻ではないが，DSM-5 で
は最低でも 4 日間連続して気分が異常である必要があるとされ
ている。これらの判断基準に該当しない気分の変化は，同じ病い
の非定型になるかもしれないし，ならないかもしれない。

　この前提を証明するには，生物学的マーカーも必要である双極
性の背後にあるエンドフェノタイプへの理解はもちろんだが，こ
れらを欠いた状態でこの概念を裏づけるのに頼れるのは，主に家
族歴だけである（Akiskal, 2002）。しかし，情報提供者が家族歴の
調査報告を確認することは稀であり，患者本人と面識のない親族
の情報をもとに妥当な診断がつけられるなどと仮定するべきでは

ない。とは言え現代の風潮では，患者は自分の親族が「双極性」
だと告げるだろう。私は，本人に躁状態による入院歴があるか，
あるいはそれ以上に，複数回の入院歴がなければ納得できない。

　気分障害の鑑別診断を行うには，明らかな軽躁状態の発症が見
られたかどうかが決定的な判断材料となる。これには，親族や身
近な人物との面談が大いに役立つ（Dunner and Tay, 1993）。また発
症を特定するには，気分に一貫性があるか否か，その持続時間を
把握している必要があり，軽躁状態の特徴的な症状のいずれか
（早口であること，睡眠時間が短いこと，過剰な浪費，誇大な計
画）が見られるか把握していなければならない。これらの特性は
他人も気づきやすいため，患者の身近な人物や同僚と面談する際
には，患者に何か問題が見られたか，普段の様子と明らかに違っ
ていたか，尋ねることが重要である。

　残念ながらマニュアルを熟読していない臨床医は，時間をとっ
てこれらの詳細を調べようとしない。さらに情緒不安定について
は，双極性障害Ⅱ型と診断するか，あるいは「双極性障害Ⅱ型で
はない」とメモを残す，そんな「無条件反射的な反応」をする
ことが一般的になってきた。DSM-5は，患者に軽躁状態のエピ
ソードがなければ双極性障害と診断してはならないとしている
が，1つ例外がある。それは，ほとんど使われない「特定不能の
双極性障害」というカテゴリーであり，現在DSM-5で「他で特
定される，または特定できない双極性障害」と呼ばれているもの
である。しかしこれらの診断は臨床現場で受けが悪いため，双極
性障害Ⅱ型が代わりに隙間を埋めている。

　双極性スペクトラムが拡大された真の理由は何だろう。私は，
難しい患者を薬で治療したいという希望が根底にあると考える。
一度双極性スペクトラムと診断がつけば，気分安定薬か抗精神病

薬またはその両方が処方されるだろう。これによって気分障害の
治療の流行が加速し、他のたくさんの薬の処方とともに抗精神病
薬の適用範囲が拡がることになった（Mojtabai and Olfson, 2010）。
そして当然、この流れもすべて過剰診断によって起こったことで
ある。

患者と社会から見た双極性障害

　気分変動の薬理学的治療の増加が、消費者でもある患者の不信
感を引き出しているという考え方もあるだろう。代わりに、多
くの患者が双極性障害の一時的流行の中に「受け入れられた」。
Chan と Sireling（2010）は、双極性障害になりたがる患者につ
いて記した。ひょっとしたら人生の問題はすべて異常な化学反応
が原因なのであって本人のせいではないという説明から、その診
断に満足しているかなりの数の患者を私は見てきた。

　メディアもまた双極性障害の診断の拡大に貢献している。映画
スターを含む数名の有名人が、双極性障害Ⅱ型を患っていると公
表している。有名人が精神疾患で苦しんでいることを公表する
と、通常それは偏見が改まると歓迎される。また一方で、双極性
障害を公表している有名人が本当に DSM-5 の軽躁状態の診断基
準に該当したか、あるいは他の原因による気分変動の治療を受け
たかを、我々は知ることができない。

　時に、法廷も双極性スペクトラムに好意的である。カナダの著
名な政治家が高価な指輪を万引きして逮捕された際、彼が双極性
障害を患っていることを担当の心理療法士が裁判所に報告する
と、彼は起訴されなかった。薬物治療を受けていないにもかかわ
らず、彼は釈放された。結果的に本人が経験した大事件と言え
ば、議会で再当選できなかったことだけである。

　双極性障害の診断はもはや普通に使われる専門用語になってきた。誰かを「双極性障害」と呼ぶとき，それはその人が気分屋で難しいということを意味する。かつて Freud の専門用語がそうであったように，そしてそれが非科学的な推測であったように，今ではこの双極性障害の概念があちこちで見られるようになっている。

双極性障害の歴史

　なぜ，明らかな気分障害の既往がない人々にも双極性障害の診断が出されるようになったのか，それを理解するためには，歴史を遡って検討する必要がある。双極性障害の有効な治療は近代精神医学が達成した偉業の１つであった。何十年も前，Cade（1949）は lithium が有効であったケースを観察した。残念ながら，lithium が有害であると考えられていたため彼の発見は正当に認められなかった。1960 年代，Denmark の精神科医Mogens Schou が体系的な治験を実施し，lithium が有効であること，また使用に際して注意すれば安全であることを明らかにした（Schou, 2001）。この後に起きたことは最も偉大な医学の奇跡のうちの１つである。生活に支障を来たすほど深刻な精神障害が，ほんの少しの塩でコントロールできるのだ。後に，lithiumはこれらの患者を自殺から救う唯一の薬であるという考えが明らかにされた（Young and Hammond, 2007）。

　私が医学生だった頃，精神科医は lithium を取り扱うことができなかった。最近になって，Toronto にいる同僚が，1960年代半ば Shou による学術論文を読んだ後，薬剤師に認可外のlithium を用意させ，担当している患者の中で最も深刻な患者に使用したと教えてくれた。しかし大抵の精神科医は双極性障害の

患者を抗精神病薬で治療していた。問題は再発が珍しくないことと，これらの薬が統合失調症とは違い再発予防には無効なことである。

1970年，研修医だった私は勤めていた病院で初めて，25回の入院履歴のある患者にlithiumを投与した。維持療法が確立されてからは，彼女は二度と再発しなかった。数年後，抗てんかん薬が便利な代替薬として使用されるようになったが，lithiumほどの効果はなかった（Geddes et al., 2010）。また，精神科医は大抵lithiumで双極性障害をコントロールできるが，その病は依然として慢性疾患であり続けた。しかし気の毒に思う必要はない，近代医学は治癒ではなく病状管理によって成り立っているからだ。

より多くの患者を双極性障害と診断することで，昔のような劇的な治癒が可能になるという考えがあるが，それでは本末転倒である。統合失調症と考えられていた精神病の患者を双極性障害と再診断した精神科医は，lithium導入以前には見られなかった持続的回復を観察できた。研究結果でもいくつかの症状，特にドイツの精神科医Kurt Schneiderが定義したものは，長きにわたり統合失調症の特徴だと考えられていたが，躁うつ病にも共通していることが明らかになった（Abrams and Taylor, 1981）。

時間とともに医師たちは「患者にlithiumの恩恵を授ける」という方へ引き込まれていった。これが多くの統合失調症の患者を双極性障害あるいは統合失調感情障害だと診断することへつながった。良くなった患者もいたが，入院では幅広い介入が行われ，退院時には5，6種類の薬が処方されているため，なぜ良くなったかははっきりわからなかった。再診断の結果なのか，新たな治療的介入が実際に違いを生んでいるのかは，明らかでない。

業界の役割

　製薬業界は医学のパートナーになり得るし，彼らの発見が患者にポジティブな影響を与えたことは間違いない。例えば，Eli Lily は初の SSRI である fluoxetine を開発した先駆者として賞賛に値する。

　問題は「巨大製薬会社」が医学と異なる課題（株主のために利益を生むこと）を掲げていることである。彼らにとっての理想的な薬は，大勢の人に長い間使ってもらえるものである。したがって，業界は，気分障害のように，一般人口の中でよく見られる精神状態に関心を持っている。残念ながら，過去 25 年の間に開発された抗うつ薬で fluoxetine 以上のものはない。メタ分析は現在の選択肢の中でわずかな差しか見つけられていない（Cipriani et al., 2009）。

　さらに現在のマーケティングは，医師と患者に対して，抗うつ薬で寛解が見られないうつには双極性障害が潜んでいるとして，別の薬での治療を促している。この考えが医療従事者に推奨されるだけでも十分に悲惨だが，患者に直接マーケティングを行う方がより悲惨である。残念ながらアメリカでは（そして唯一の外国として New Zealand では）これが合法である。どうしてこんなことが起こったのだろうか。製薬業界には連邦議会に働きかけられるほどの潤沢な資金がある。法律が変わり，気分安定薬や抗精神病薬を生産する会社がテレビや雑誌で宣伝したりできるようになった。新薬が有効かどうか「医師に相談する」よう患者に促し，同時に自身の症状がただのうつではなく双極性障害である可能性を尋ねるように言う。少なくとも製薬業界にとって，この手のマーケティングは大成功を収めている。

　一方，現在の薬物に多くの患者が反応しないということは大して印象的な出来事ではない（Kirsch et al., 2008）。苦しんでいる患者からのプレッシャー，訪れる製薬会社の担当者，そして多額の研究費を受け取っている学界のエキスパートの推奨。これらの理由で医師が積極的な薬物療法を実践するのは想像にたやすい。結果的に，抗うつ薬に反応しない患者は精神療法へは進まず，抗精神病薬あるいは気分安定薬としての抗てんかん薬，またはその両方が処方されるのである。

情動不安定と双極性障害

　感情調節障害とも呼ばれる（Linehan, 1993）情動不安定（affective instability：AI）は，境界性パーソナリティ障害（borderline personality disorder：BPD）の患者の主な特性である。私は，この障害でコンサルテーションや専門的なケアを求めて来院する患者の治療を専門としている。この患者のほとんどが，ある段階で双極性障害があると言われたことがある。DSM システムのアルゴリズムに従わないこのような誤診はよく行われるようになってきた（Ruggero et al., 2010；Zimmerman et al., 2010）。時に双極性障害の診断は患者が興奮状態にあり，自制心を失っている状態のときに救命救急室（ER）で下されることがある。このような場合は大抵，診断に必要な情報を十分に確保する時間がない。また双極性障害の診断は，患者の「感情の起伏がジェットコースター並み」という自己申告をもとにクリニックや会社で出されることがある。

　BPD の患者には，人生のいろいろな状況での反応，通常は対人要因への反応として急激な気分変動が見られる。また，情緒不安定さは長い間この障害の特性だと考えられてきた（Linehan,

1993；Siever and Davis, 1991）。BPD では 1 時間ごとに気分が変化
し，落ち込んでいる状態から気分が高揚することはなく，怒りや
焦燥感へと変わる。

　AI は，個別のエンドフェノタイプ（中間表現型）から発生
する現象とは分けて考えられている。その結論を裏づけるもの
は，双極性障害と BPD の患者にそれぞれ見られる現象学的な
違いと画像診断上の違いである（Koenigsberg, 2010）。Ecological
momentary assessment（社会的相互作用を日常生活下で観察
する方法）では，BPD の急激な気分変動は，ネガティブな社会
的相互作用に対する反応として示される。その反応は通常，気分
の高揚ではなく怒りと関係している（Russell, 1979）。

　しかし「双極性帝国主義者」にとっては，AI は古典的な双極
性障害の延長である（Akiskal, 2002）。この結論に対する最も強力
な反論は，BPD の患者で真の軽躁状態を呈するのはごくわずか
であり，またその気分の不安定さというのが実は，これらのケー
スでは最も確固たる臨床的特徴であること，というものである
（Gunderson et al., 2006）。実際に軽躁状態が認められるのなら，双
極性障害Ⅱ型の診断が優先されるべきだと私は考える。しかし
BPD で AI を併発している患者は双極性障害と見なされ，間違っ
た治療を与えられている。BPD への抗精神病薬や気分安定薬の
効果がほとんど証明されていないにもかかわらず，双極性障害
という診断に基づく投薬が行われているのである（Stoffers et al.,
2012）。これらの薬は古典的な双極性疾患には強力で，納得のい
く効果が見られたが，BPD に対してはある程度の鎮静作用しか
なく，症状を寛解させることはできない。

　BPD に比べて治療がしやすいだろうと，臨床医が双極性障害
と診断する方を選ぶことがあるが，双極性障害は皮肉にも BPD

より予後が悪い。BPD は通常，患者が年を重ねるにつれ改善される が（Zanarini et al., 2012），双極性障害はそうではない（Goodwin and Jamison, 2007）。重要なのは，パーソナリティ障害（PD）の診断は，患者を根拠に基づいた精神療法へ回せるということである（Stoffers et al., 2012b）。

　双極性障害の過剰診断に伴う問題は，投薬することで医療の範疇に入ってしまい，医師は処方箋を書くことが自分の仕事だと思ってしまうことである。精神療法は時代錯誤もいいところで，本当の医師なら薬の処方を心得ている，と考えている精神科医もいるだろう。「ただ話しているだけ」とは対照的に，投薬は科学的で神経科学に基づいていると見なされている。実際，「ただ話しているだけ」は明らかに科学的ではない。

　Mojtabai と Olfson（2010）は，精神医療における正統的精神療法の凋落を実証した。さらに，患者は，医療従事者でないプロ（現在ほぼすべての精神療法サービスを提供している人々）に紹介されることはないだろう。そして患者が双極性障害と診断された瞬間，病状の管理は薬理学的になる。もしかなりの数の患者が，実は PD と診断されるべきだとしたら，過剰診断は悲惨な治療へとつながることになる。

小児の双極性障害

　双極性スペクトラムが児童精神医学の領域へ拡大されたことは議論の的になっている。Kraepelin（1921）の時代から，一般的に思春期以前に双極性障害が始まるのは稀なことだと考えられてきた。精神医学の主な障害のほとんど（統合失調症，薬物乱用，摂食障害，PD）は青年期に始まる。これらのすべての症状は幼少期に前兆があるとは言え，思春期以前に臨床的なレベルに到達

することはほとんどない。

　精神医学はどの領域でも治療が困難であるが，その中でも双極性障害はよく引き合いに出される。古典的なケースに効果的だった薬が，他の症例にも効くかもしれないという希望を与える。幼少期の行動障害，特に深刻な行為障害は，このプロファイルに該当する。精神療法で進展が見られることはほとんどなく，最善の方法だとされている親業訓練講座（Gordon, 2000）も広く効果が見られているわけではない。当然のことながら，患者を効果的に治療できず焦る児童精神科医は，薬に解決策を求めるようになった。

　治療には抗精神病薬が選択される傾向が出てきた。これらは強力な鎮静剤で，正確な診断を下すよりも急激な衝動性を抑えることが最優先となる ER でよく使用されている。しかし，子どもの行動障害で抗精神病薬を長期間の治療薬として使用することは認められていない。認められているのは，対症療法のみである。もし双極性障害でないにもかかわらず，これらの薬で治療されているとしたら，子どもは理由もなく重大な副作用に苦しむことになる。

　子どもの双極性障害を診断するための根拠となる基盤は薄い。だが衝動的かつ情動的に不安定な子どもは存在する。Birmhaher ら（2009）が実施したこれらのケースの長期的なコホート調査がある。これにより，この子どもたちの親は青年期に情動的に不安定でありながら古典的な双極性障害を発症しなかったという事実が明らかになった。

　子どもの治療は感情的な問題であることから，この流行的診断に対しては強い対立が生まれた。著名な児童精神科医 David Shaffer の影響で，DSM-5 では，主に思春期以前の双極性障害

の診断を減らすため，破壊的気分調節不全障害という新たなカテゴリーが導入された（APA, 2013）。しかしこの新カテゴリーはそれ自体が議論の的になっている。DSM-5 の中の数少ない新しい診断であり，研究調査は始まったばかりだからだ。

双極性障害の最大限の活用

　精神科医は，双極性障害の概念を拡大するよりも，Emil Kraepelin が認識したであろう古典的な症状を持つ患者の治療に集中すべきである。我々は自分たちが望んだほど，患者に貢献していない。双極性障害Ⅰ型は Kraepelin が定義したよりもさらに深刻な進行があり，時に年齢とともに悪化することはあっても改善することはない（Goodwin and Jamison, 2007）。双極性障害Ⅱ型は，特に臨床像がうつに支配されているときは，病状を管理することが難しく，焦ることもあるだろう（Parker, 2012）。双極性スペクトラムの研究に向けられている努力の半分が，より効果的な新薬の開発に当てられたら，患者を始めとする誰もがその恩恵を受けられるだろう。

7　心的外傷後ストレス障害（PTSD）

PTSD の原因は心的外傷か

　心的外傷とストレスは人間なら誰でも経験するものである。Homer（ホメロス）の「Odyssey（オデュッセイ）」の頃から，人は極度の危険にさらされた場合，その心理的影響で長期間苦しむと認知されている。心的外傷後ストレス障害（post-traumatic stress disorder：PTSD）の診断はこのようなストレス因子を医療の対象として認めるということである。しかしながら，これは1980 年に初めて導入された比較的新しい概念である。

　PTSD への関心が高まるきっかけとなったのは主に戦争とテロリズムだが，レイプや武装強盗事件などもまた原因となっている。このような体験から生き延びた人に出会うと，我々は感情的な反応を示しがちになる。犠牲者に同情し，「自分もそんな目にあっていたかもしれない」と考えるのだ。

　他者が抱える心的外傷に対する自分たちの反応から，心的外傷が PTSD の原因になったり，あるいは広範囲の精神的な症状がトラウマに関係すると考える人もいる。実際のところ，困難な出来事と症状の表面化の間に，予測可能な関係があるわけではない。多くの人は心的外傷に曝露されても PTSD を発症しない。心的外傷はあくまでトリガーであり，PTSD を発症する十分な理由にはならない（McNally, 2003）。

　そうではなく，誰が障害を発症して誰が発症しないかを決めるのは脆弱性である。神経症的傾向の特性，すなわち，気分が落ち

込みやすくまたそれが長引きやすいという傾向は，心的外傷その
ものよりも重要な予測因子となる（Breslau et al., 1991）。これは，
精神障害は1つの原因によるものではなく，複数の危険因子の
相互作用によるものである，という，より一般的な規範に従って
いる（Uher and Rutter, 2012）。

　PTSDの過剰診断の原因の1つは，精神病理にたどり着くまで
の複雑な過程を明らかにできないことである。人のこころは要因
分析をするようにプログラムされていて，幼い子どもでさえ何と
なく物事の因果関係を考えることができる（Bloom, 2004）。しか
し複雑な現象を安直に説明しようとすれば，それは大抵ずさんな
思考につながってしまう。

PTSDの診断

　若い臨床医は，PTSDがDSMに記載されるまでに非常に長い
政治紛争があり，その過程が複雑であったことに驚くかもしれな
い（Young, 1997）。心的外傷が引き起こす症状の臨床記述はアメ
リカの南北戦争の頃にまで遡る。「シェルショック」は第一次世
界大戦中に関心を集めた話題であり，これが第二次世界大戦では
「戦闘神経症」と呼ばれた。大戦の7年後に出版されたDSM-Ⅰ
には，軍人だけでなく一般人の心的外傷も含められるように「グ
ロス・ストレス反応」というカテゴリーが設けられている。しか
しこの設定はPTSDよりも範囲が狭く，研究調査の対象にはな
らなかった。この診断はベトナム戦争中に発行されたDSM-Ⅱ
では削除された。皮肉にも，1968年，早期介入によって症状の
進行は抑えられると考えられた。しかし多数のベトナム帰還兵が
戦争経験と関係する症状を伴って病院に訪れ，これらの患者を担
当した精神科医たちは，心的外傷の曝露に関係する診断を含める

ようアメリカ精神医学会に働きかけた。それに応える形で，現在
のPTSDの概念が発展し，DSM-Ⅲに記載されたのである。

　死に瀕するような闘いの中で人がPTSDになる一方，戦争帰
還兵にはしばしば薬物乱用やうつが見られた。このような薬物乱
用やうつは必ずしも兵役と関係しているわけではなく，軍に所
属する以前から患者が抱えていた問題だった（Young, 1997）。ま
たアメリカ退役軍人援護局で兵役関連のPTSDのための治療を
受けていた患者の中には，戦闘の経験がない者もいた（McNally,
2007）。しかしこれらの病院にいる患者に治療を受けさせるのに
は，PTSDは都合の良い診断名であった。

　表面化している症状がトラウマ的な出来事と関係があるかどう
かを決めるには，臨床判断が必要とされる。イスラエルの研究者
たちによると，ほとんどの兵士は想像を絶するほど過酷な戦闘を
経験した後でもPTSDを発症しないという（Zohar et al., 2009）。
イラクへ派遣されたイギリス兵とアメリカ兵のうち，PTSDをよ
り多く発症したのはアメリカ兵だった。イギリス兵の方が戦闘体
験が少なく，戦いの緊張状態が後の症状につながる強力な予測因
子であることは間違いない（Iversen et al., 2007）。だが，アメリカ
の精神科医と心理学者が診断を出しやすく，またイギリス兵は困
難にくじけないという可能性もある。

　一般の人々の心的外傷では，オーストラリアの消防士の前向
き研究（McFarlane, 1989）と，大規模な一般人口（Breslau et al.,
1991）で，PTSDの患者の多くが以前から高レベルの神経症的傾
向や心的外傷などの脆弱性を抱えていることが明らかになった。
したがって，このようにすでに順応性が不安定な人にとって，不
運な出来事は「転換点」となる。

　PTSDの定義は以前よりも詳しく，表面化していなければなら

ない３つの特性を説明した。それは，継続して繰り返しその出来事を経験すること，トラウマと関係する刺激の回避，覚醒を高める症状，である。残念ながら，臨床医はこれらの該当基準を常に適用するほどシステマティックではなかった。臨床医は，治療への道が開ける可能性があるから PTSD と診断したいのだ。アメリカ退役軍人援護局のシステムでは精神療法が無料だ。私が勤務していた頃，カナダの単一支払者制度では精神科は無料の範囲だったが，精神科医ではない者による精神療法には十分な保険がおりない。しかし患者が暴力を振るわれたり，強姦されたり，車にはねられたりした場合，それによって PTSD という診断が確定すれば，政府が１年間，心理士による治療の費用を負担することになっている。

　社会的圧力もまた PTSD という診断のニーズに一役買っている。評判の悪いベトナム戦争の間，戦争に反対するセラピストたちは，参戦した兵士たちがいかに深刻な被害を受けるか熱心に訴えていた。人類学者 Young（1997）は，自ら大病院で観察したことをもとに本を書いた。その本は今でも広く引用されている。Young は，大病院が提供する手厚いサービス（治療・リハビリテーション・その他のヘルスケア）のおかげで一部の元軍人（兵役経験者）が社会復帰せずにすむようになっていたと結論づけている。

　同じような原則が一般人の心的外傷にも応用されている。「犠牲者の文化」は近代社会においてかなりの影響力を持っている（Furedi, 2003）。これらの現象には，個人的なトラウマについてテレビで語る人がいたり，著名人の生い立ちが「病跡」として扱われていたり（不幸な幼少期がトラブルの多い人生の原因であるなど）と，比較的害の少ないものもあるが，悪質な例として，かつ

ての臨床現場では,「抑圧された記憶」を明らかにしようという
流行があった。また保育園の職員を無実の罪で刑務所送りにした
りということもあった (McHugh, 2005)。PTSD の診断を疑問視
する人々は,人の苦しみを理解しない／できない,と世論や社会
に責められるリスクがある。

PTSD の過剰診断

PTSD の過剰診断は軽率な考えと感情的な偏見(客観性を欠い
た個人的なものの見方)によって生じる。患者が実際にマニュア
ルの診断基準に該当するかどうかがきちんと判断されていない
(Mark Zimmerman の MIDAS プロジェクトは未だこの問題を
調査していない)。患者の過去にトラウマ的な出来事があると,
それが自動的に今の症状の原因とされることがある。PTSD で
はない他の診断の方が適切である可能性があるにもかかわらず,
PTSD が診断の候補にあげられるのは,その方が患者の苦しみを
周囲に理解してもらいやすいからだろう。

PTSD は,ことの是非はさておき,DSM の中でほぼ唯一具体
的な病因論を喚起するものである。しかし心的外傷が PTSD の
ただ1つの危険因子ではないし,決定的な原因でもない。この
障害は,有害事象が個人の気質や脆弱性に触れたときにのみ表面
化する。ストレス脆弱性モデル (Monroe and Simons, 1991) という
規範では,ストレスと脆弱性のいずれもそれ単体では精神障害を
発症するのに十分な条件ではないとしている。

このモデルは積年の論争の的になっている DSM システムの
PTSD の「A 基準」にも適用できる。これは患者が曝露したトラ
ウマ的な出来事 (McNally, 2009) の性質を定義しているものであ
る。この基準はほとんどすべてのストレス因子や人生の有害事象

が含まれるほど広範囲であり，DSM-Ⅳと DSM-5 の両方で拡張された。

　A基準は今や，直接曝露した人だけでなく，目撃した人やその出来事を知っただけの人も含まれるようになった（Rosen and Lilienfeld, 2008；McHugh and Treisman, 2007）。これは誤った判断であった。この範囲が拡大された経験リストが PTSD を構成する重要な危険因子となり得る，という確証はない（McNally and Breslau, 2008）。例えば 9/11 の後では，衝撃的な出来事をテレビで見ることで，人口のかなりの割合が PTSD を発症するのではないかと懸念する人もいた。しかし縦断的研究では，間接的に 9/11 の出来事に曝露した人の比率は実際のところ 0.3％であり，またそれが「心的外傷」とは何ら関係ない可能性が高いことが明らかになった（Breslau et al., 2010）。

　PTSD は，生命の危険があるようなトラウマに直接曝露したことによって生じる症状に限定されるべきである。この定義を使用した上で，少なくとも 6 か月間症状が継続しなければならない。多くの人は心的外傷の曝露で短期的な症状を経験する。この場合，診断は PTSD ではなく「急性ストレス反応」である。ある程度正常な反応であるこれに対して，PTSD は曝露と先天的な脆弱性と過去のトラウマが相互作用することで表面化する慢性的な疾患である。

　PTSD は近代社会における文化遺物の象徴となった。この診断はある特定の文化の中ではごく一般的なものなのだろうか，それとも，ある文化では他のところよりも診断が出やすいだけなのだろうか。Furedi（2003）は PTSD が「治療文化」の例になり得ると示唆している。治療文化とは人生におけるすべてのつらい出来事は医療の対象とされ，治療可能と見なす視点である。

　PTSD の診断には疑問が残る。なぜなら，それは推定的病因論の要素を，典型的な症状のセットと混同してしまうからだ。North ら（2009）は PTSD を臨床的特徴，生物学的相互関係，家族的パターン，縦断的な診断の不動性による症候群と結論づけたが，PTSD は患者の身に起きた出来事に帰結すると考えられるのが一般的であり，回避と麻痺の症状が表面化していないだけで，その存在が見落とされることがよくある。

　本書で述べた他の流行的診断と違い，PTSD の過剰診断は薬の処方によって起こったものではない。SSRI は不安症状を和らげるために処方されてきたし（Brady et al., 2000），いくつかの調査では propranolol のように記憶変換する薬が研究されてきた（Cukor et al., 2009）。しかし対症療法は時に有効ではあるものの，PTSD 特効薬はない。

　PTSD と診断する概念の背景には，そして PTSD と診断したいという原動力の背後には，サイコセラピスト（心理療法家）の存在がある。彼らの多くは，臨床現場で心的外傷を中心的課題として見ている。精神科医が診断を出すとき，心理士へ紹介することがよくある。認知行動療法（CBT），特に曝露技術の使用は昔から PTSD に適用されてきた（Rauch et al., 2012）。他の優れた療法（眼球運動による脱感作再処理法）を主張する声もあるが，研究調査による裏づけはされていない（Seidler and Wagner, 2006）。

　PTSD の過剰診断には，患者に不適切な治療を受けさせる危険が潜んでいる。精神分析の影響で，多くの患者は，成長の過程で記憶から消えたか，あるいはきちんと処理されないままになっている幼少期のトラウマ的な出来事で苦しんでいるという考えが長く定着していた。一部の患者にはこれが真実として当てはまるとしても，セラピストは現在に焦点を置き，症状を発生させ，また

それを持続させている出来事に対して敏感にならなくてはならない。治療は現実の生活に適用できるような新たなスキルを学んでこそ実用的なものになる。過去ばかりに焦点を置くのはしばしば逆効果である。

　より直近のトラウマを処理することに焦点を置いている治療でも，重要なポイントを見逃すことがある。このような介入の問題は，生きている間に起こる出来事に対して人を過剰に反応させてしまう脆弱性を正すことができないということである。患者は何よりも，困難な状況に対する反応をコントロールする方法を必要としている。この方法は，標準CBTはトラウマに特化した治療と同じくらいに良い，という観察結果によって支持されている（Seidler and Wagner, 2006）。PTSDのどんな診断でも，患者は高レベルの神経症的パーソナリティ特性を持つ傾向にあり（Breslau et al., 1991），多くの患者が他の不安障害やうつと併せて診断される。

　この20〜30年のPTSDの診断に対する熱意が患者の生活にあまり役立っていないのはこのためである。さらに，この診断基準に該当する集団は不均一である。それ独自の症状を生み出す急性外傷に苦しんだことがある人もいる。一方，トラウマを転換点とする縦断的な問題を抱え，具体的な出来事に焦点を置いて治療する方法にはあまり反応が見られない人もいる。また我々はこの集団（PTSDの診断基準に該当する患者の集団）に対して，どの治療が時間とともに転帰に影響するかという長期的な経過観察のデータを持っていない。ここで一番重要な問題は，つらい出来事に焦点を合わせることが患者の経歴を適切に評価することになるのだろうか，ということである。

　PTSDのもう1つの問題は，診断を疑問視するとき政治批判を避けて通れないということである。兵役経験者というくくりでこ

のカテゴリーの意味を疑問視すれば，国のために命を捧げる人々への敬意が足りないと訴えられる可能性もある。難民の PTSD について疑問を持てば，戦火と貧困にまみれた状況で生きるということがどういうことか理解していないと言われるだろう。私が 2 ～ 3 年前に出席した科学的会議では，PTSD に関する研究で最もよく知られている研究者のひとりが攻撃されていた。その主な理由は，彼女がトラウマ的な出来事単体では PTSD と告知することはできないと主張する立場にいたからだ。

　PTSD は，自分が被害者であるという被害者意識を助長することで，個人の人生に対する責任感を放棄させる（不幸を周囲や病いのせいにする）危険をはらんでいる。この診断についての議論は，経験的データの評価だけにとどまらず，憂うつや苦悩に対する社会的な関心にも及ぶ。これは，政治よりも科学を重んじなければならない精神科にとっては良いはずがない。

8　注意欠陥多動性障害（ADHD）

医療の対象となった注意力

　人は誰でも，注意力をうまく維持することができないときがある。覚醒作用のある市販の薬を使用する人もいる。最も手軽に利用されているのはカフェインで，コーヒーに含まれるもののように比較的強いものから，紅茶に含まれるような穏やかなものまである。ニコチンもまた覚醒作用があり，使用される数は減少しても全くゼロにはなっていない。このような刺激物を摂取するのは個人の自由で，医学的な診断に基づく処方箋は必要ない。

　Amphetamine や，それに似たものになると話は変わってくる。これらの薬には明確な診断と処方箋が必要となる。注意力の問題が医療の対象となり，薬の使用を正当化するための新たな診断名が広く知られるようになったのはこのためである。

　注意力が医療の対象となった理由の1つに，社会のあり方の変化があげられる。学校を中退し，若くして社会に出ることはもはや許されることではない。子どもは長い間机に向かい，授業に集中することを求められる。大学生は優秀な成績を残すことに対するプレッシャーを抱えている。野心的な大人は高い集中力を必要とし，一度に複数の仕事をこなす能力を必要とする仕事に精通しなければならない。このような社会の暗黙の要求が，覚醒作用のある薬を欲しがる患者を増やした可能性はある。

　Amphetamine は 1887 年に発見され，1930 年代以降はうつ病の治療薬の代替品とされていた（Shorter, 2008）。しかし

amphetamine には自律神経系への副作用があり，これによって
薬の常習化や依存が生じる可能性が高くなることがわかった。
methylphenidate（Ritalin®）は，amphetamine に比べて害が少
ないと考えられたため，1955 年に子どもの多動を治療するため
に使用され始め，後に注意欠陥症にも使われるようになった。
40 年経ってようやく，子どもだけでなく日常生活の中でさえ注
意力や集中力を欠いてしまう大人に対しても，methylphenidate
とそれに近い特性を持つ薬が使用されるようになった。

診断の流行

　注意欠陥多動性障害（attention deficit hyperactivity disorder；
ADHD）は，現代最も流行している診断名の 1 つである。有病
率が急増した場合，診断基準となる項目の妥当性を疑わなけれ
ばならない。精神病理学は短期間で変化するものではないし，
臨床問題の認知度の向上が，たった数年で患者数が 2 倍，3 倍，
4 倍に増える主原因にはならない。現在，アメリカ疾病管理セ
ンター（Center for Disease Control；CDC）（2011）は，就学児
のおよそ 11％が ADHD の判断基準に該当すると推測している。
Kessler ら（2006）は，成人の ADHD 患者数は 4.4％になると推
測している。これらの大きな数値は飛躍的な大発見によるもので
はない。これは診断のインフレであり，人為的で一時的な社会的
患者の有病率のインフレである。
　私は医学生だった頃に ADHD の患者を診断したが，これは珍
しい症例であると考えられていた。子どもの問題行動は通常，行
為障害と分類されていた。またそれは，成長するにつれて減少し
ていくものであり，そのため成人に ADHD は見られないものと
思われていた。

　子どもの行為障害に amphetamine の使用が提唱されたのは
1937 年（Lange et al., 2010）だが，1950 年代には methylphenidate
に代わった。1970 年，小児精神科の研修医だった私は，この薬
を DSM-Ⅱで「子どもの多動性障害」と呼ばれていた症状に対
して処方した。この診断は 1980 年に DSM-Ⅲで「注意欠陥障
害」（attention deficit disorder；ADD）と呼ばれるようになっ
た。これは，多動性よりも注意欠陥に注目した，より広範な概念
であった。DSM-Ⅲ-R では，その中でもより深刻な多動性型の
症状を，注意欠陥障害の亜型である ADHD とした。
　大人や子どもにかかわらず患者数が増加している 1 つの要因
は，コミュニティーグループの存在である。CHADD（ADHD
支援団体）は，ADHD に対する診断や治療を熱心に提唱する
非営利団体である。献身的な訴えを "Attention" という名の雑
誌で，まことしやかに世に出しているが，CHADD の資金源は
Ritalin® を製造する Ciba-Geigy 社だというのは注目すべきとこ
ろである。

小児の ADHD

　ADHD の診断は，中枢神経刺激薬によって突き動かされてい
る。これらの薬はすべての患者に有効なわけではないが，従来
の子どもの ADHD，特に多動性の亜種には効果的であることは
間違いない（Leung and Lemay, 2003）。投薬の効果が見られない場
合，症状が ADHD と類似しているだけで，実は別の問題である
という可能性も考えられる。
　他の精神的疾患と同じように，ADHD は症候群であり，疾患
ではない。この診断はすべての Robins-Guze の基準の妥当性を
満たす，という Faraone（2005）の主張は信憑性を欠くところが

ある。子どもの場合，行為障害と ADHD を区別するのは難しく，どちらの場合でも，経過や治療に対しての反応は実にさまざまである（Bishop and Rutter, 2009）。さらに，他の精神的障害と同じように，ADHD もまた，バイオマーカーで示されるものではない。いくつかの神経画像の結果は臨床像と関連しているようだが（Durston, 2003），特異的ではない。

結果的に，2013 年に Shah と Morton が指摘したように，ADHD は正常の延長という特性がある。現在のところ ADHD も，高血圧と同じように，どのレベルに達すれば臨床的に異常が認められ，疾病の判断基準を満たすかどうかで診断されている。そしてその閾値は恣意的なものである。

明確な定義を持たないがゆえに，一貫性なく ADHD の推定罹患率が非常に高いというのは，特に驚くべきことではない。例えば，就学児の 5 ～ 6% が現在の ADHD の診断基準に該当すると推測されている（Faraone et al., 2000；Parens and Johnstone, 2009）。しかし CDC（2011）によれば，罹患率はそのおよそ 2 倍の 11% となっている。いずれも患者数を多く見積もりすぎている可能性があり，それによって臨床的意義が意味を持たなくなる可能性もある。

Rutter と Uher は 2012 年に，ADHD 自体が問題なわけではなく，子どもは行為障害を併せ持つ傾向があると論じた。おそらくこのようなことで，ヨーロッパでの調査はアメリカでの調査よりも低い割合を示しているのだろう（Faraone et al., 2000）。この差は，アメリカ人がより患者を見つけようとしているからだろうか，あるいはヨーロッパ人が慎重だからだろうか。Faraone ら（2003）によれば，国によって患者数が異なるということは，患者の数が少ない国の方が見落としが多い，そのため臨床医はより

多くのケースを見つけられるよう訓練を受ける必要がある，という ことになる。この循環論法は，ADHD 診断の決め手となる基 準が存在しない，という事実を無視している。このような理由づ けが診断の過剰供給を加速させるのだ。

　覚醒作用のある薬を処方される子どもの数が増えれば増えるほ ど，ADHD は破壊的行動障害（行為障害および反抗挑戦性障害 を含む）をも包括する「あらゆる状況に対応できる」診断にな る。双極性障害も同じような過程をたどり，古典的な双極性障害 はリチウム治療で効果があるものとされ，スペクトラム障害では 効果が見られなかった。古典的なメランコリー型うつ病は予想さ れる範囲で有効性が認められるが，軽度や中等度では認められな い。ADHD 診断のためのバイオマーカーが発見されたら，興奮 作用のある薬が効く患者と，ADHD に類似する症状を持つ患者 を区別できるようになるかもしれない。

　ADHD の診断については，これまでも一定の議論がされてき た。薬の処方を反対する，お決まりの先入観からくる反対意見で ある。最もこの問題に精通している批判は，診断の境界線を懸念 しているものである。ADHD の症状がない患者にも，覚醒作用 のある薬は処方されているのだろうか。

　大規模な疫学調査（Angold et al., 2000）では ADHD の診断基準 に該当するとされる子どもの 28％ が薬物療法を受けていなかっ たが，ADHD の基準に当てはまらないとされたうちの 5％（か なり大きな数字である）は覚醒作用のある薬を処方されていた。 15 年前に調査が始まって以来，この数字の割合はいっそう悪化 していると思われる。

　まとめると，他の多くの精神疾患と同じように，ADHD の診 断にはいくつかの問題点がある。具体性の欠如や，あいまいな

境界線，そしてバイオマーカーの不在である。問題は子どもの
ADHD が妥当な診断であるのかどうかではない。ADHD はあく
までもうつ病のように，現象にすぎない。しかしそれが一定のレ
ベルを超えると，体の機能に影響するようになる。問題は，行為
障害を持つ他の子どもも ADHD と診断され，従来の症例のよう
に治療されているかどうかである。覚醒作用のある薬を使えば誰
でも集中力や注意力は上がるため，薬の効果があったからといっ
てその人が ADHD であると判断することはできない。さらに
ADHD にはバイオマーカーが存在しないため（Singh, 2008），近
年の社会の子どもに対する期待が患者数に影響している可能性も
わずかながらあると考えられる。

　これらを踏まえて臨床医はより注意深くなる必要があるのだ
が，それに反して診断と治療に対する熱意は飛躍的に広まってい
る。そして子どもが ADHD と診断されると，親もそれと同じ症
状を持つことが示唆される。ADHD の行動には遺伝学的証拠が
あり，親からの遺伝的要素があるのは本当だが，メンデルの優性
遺伝のように一親等血縁者は影響を受けると結論づけるのは乱暴
である。

大人の ADHD

　調査報告では，成長するにつれて ADHD の症状が軽くな
るケースと，そうでないケースが報告されている（Weiss and
Hechtman, 2002）。ADHD は生涯にわたる疾病であるという見方
も広まってきている。成人が注意力の問題を抱えている場合，
遡って子どもの頃も同じような症状がすでにあっただろうと診
断される。DSM-5 では，子どもの頃に ADHD と診断された経
歴がない場合，成人には ADHD と診断できないことになってい

る。DSM-5 は発症の年齢を 12 歳まで上げた（以前は 7 歳未満
であった）。成人で ADHD の判断基準に該当し，なおかつ子ど
もと同じように薬物療法を受けているケースもあれば，受けてい
ないケースもある。注意力に関して問題を抱える成人の多くは，
大人になって初めてその不満を口にする。子どもの ADHD 診断
が，この 20 〜 30 年で大量に増加していることを考えると，早
期発見されなかった子どもはかなり少ないと言えるだろう。

　自分が現在 ADHD を抱えていて，またこれまでもずっとそう
だったと納得するのは，大人にとって簡単なことである。同時進
行で複数のタスクを処理する仕事が想像以上に難しいことだっ
たかもしれないし，あるいは自分の子どもが ADHD だと診断さ
れ，これは遺伝的要素が強いと言われたかもしれない。このよう
な場合，人は自分の幼少期をまた違った視点で振り返る。子ども
の頃，普通のことだと思われていた発達のつまずきが，神経発達
異常として新たに認識されるのである。

　時としてこの認識は，医師の善意によるものである。さらに
ADHD は我々の文化の一部となった。注意力や集中力に問題が
ある人は誰でもこの可能性があるのだ。友人や家族に，この症状
があるかもしれないと言われたり，インターネット上の情報が当
てはまっているように思えたとする。それを踏まえて医師に相談
し，薬が必要かどうか尋ねれば，答えはだいたいイエスである。
医師は患者の要望に応え，手助けしたいと考えている。そして，
薬物療法で失うものは何もないと。一度投与を開始すると，実際
の薬の効き目を判断するのが難しくなる。ADHD に限らず，精
神医療での薬物療法はプラシーボ効果が大きく，また覚醒作用
のある薬は，ADHD の症状がない人でも集中力を上げたり維持
したりするのに効果があると昔から証明されているからである

（Rapoport et al., 1978）。

　現在定義されている成人のADHDというカテゴリーは，DSM-Ⅲで承認され，DSM-Ⅳで初めて成人のADHDが別の診断として記載された。数年は，大人のADHDは珍しいケースだと考えられていた。それから，大規模な疫学調査によって，一般人口全体の中でADHDを持つ人は4％だと推測された（Kessler et al., 2006）。この高い数値は，この問題への莫大な資金投入を正当化するために利用されてきた。同時に，大人のADHDが大規模な調査の主題となっている（Barkley, 2006）。

　問題は，大人のADHDが実在かどうかではなく，この方法でしか説明できないのかということである。大人のADHD患者は，特にパーソナリティ障害（PD）を伴ったケースが広まってきている（Cumyn et al., 2009）。結果的に，大人のADHDは実在する症候群であり，他に原因があるケース（うつ，不安，薬物乱用，PD）も含むため，有病率が多く見積もられている。しかし注意力に関する問題は，どんなタイプのものであれADHDと診断される可能性があり，DSM-5の診断基準は過剰診断を抑制できるほど明細なものではない。

　過剰診断と，もはや診断とセットになっている投薬を，製薬会社は熱心に推進してきた。覚醒作用のある薬の大人への処方量は，近年飛躍的に増加している（Olfson et al., 2013）。これらの薬は，患者の手助けをしたい医師にとっては魅力的である。一般大衆にとっても人気のある薬であり，ADHDという診断に対して愛着を持つ人も多い。診断が統一されていない患者グループに対しての投薬で，劇的な効果は期待できない。しかし結果評価は，投薬によってどの患者の注意力も改善するという事実と混同されており，そのため子どもの患者と違って大人の患者は薬の使用を

希望し，断薬したがらない傾向にある。

　Allen Frances は DSM-Ⅳ に成人 ADHD を記載したことに対して後悔の念をあらわしたことがある（Batstra and Frances, 2012）。当時，ことの是非はさておき，記載することを支持する証拠はあったし，それに対する臨床と研究グループの意見も賛成で一致していた。しかし，誰もそれが診断の異常発生を招くとは思わなかった。

　大人の ADHD は血液検査やスキャンで診断することはできない。兆候や症状を臨床的に判断するしかない。心理検査が診断の明確な根拠になると信じている人は多いが，残念ながらそれは間違いである。決定的となる判断基準を欠いている以上，神経心理学検査は，症状をより詳しく説明するだけのことである。検査をしても，ADHD と他の診断の可能性とをはっきり区別することはできない。

　さらに，医師の中には，子どもの頃に ADHD と診断された経歴がなければ大人は ADHD と診断できないということを知らない者もいる。成人が ADHD 患者であるかどうかは，子どもの頃に問題があったかどうかで決まる。15 年か，あるいはそれ以上前に起こった出来事を患者に尋ねる必要がある。学業成績や学校での様子を調べるのも役に立つかもしれないが，専門のクリニックでない限りそのような調査をする時間はほとんどない。本人に小学校でトラブルがあったかどうか，あるいは授業中に外へ出されたことがあるかどうか尋ねることもできるが，たとえそのような経験があったとしても，ADHD が原因とは決して言えない。経歴に何の問題がなくても，それは本人の記憶にないだけで実際は子どもの頃にトラブルを起こしていた可能性もある。

　ADHD の異常発生は，製薬業界による部分もある。

Amphetamine やその類似薬を服用する人口が増えれば，それだけ大きな利益が生まれる。Alan Schwarz は 2013 年 12 月，"New York Times" に，大人や子どもに関係なく ADHD の推定患者に対する薬の処方や販売の促進が巧妙に宣伝されていると発表した。記事の中で，子どもの ADHD の診断基準を作った心理学者 Keith Connors が多くの人と同じようにこの問題について懸念している，と言っているのは興味深いことであった。Connors は，ADHD の診断率の上昇を「国家的災難と言えるほどの危険な割合である」としている。

　まとめると，ADHD の過剰診断は，他の多くの精神疾患と同じように，善意から発展したスキャンダルである。我々はこの症候群についてもっと深く知る必要があるが，現在の臨床は科学に基づくものではない。精神科の歴史に興味がある人は，60 年ほど前に覚醒作用のある薬が（多くの場合バビツール酸塩と併用して）不安やうつに対して処方されていたことをご存知だろう（Shorter, 2008）。今日のように，学生は試験で良い成績をとるため覚醒作用のある薬を使い，処方箋がなくてもその薬を手に入れることができるような取引は頻繁に行われていた。もちろん，すべての覚醒作用のある薬は本来，患者のさまざまな精神的問題に対して医師が処方したものである。今これらのことを振り返ると，ずさんで未発達な医療に思えるが，果たして我々はそこからどれだけ進歩したのだろうか。

ADHD の鑑別診断

　注意とは，多くの研究のテーマとなり，さまざまな精神疾患に影響される基本的な認知機能である。（Posner, 2012）。ADHD はこれらの 1 つにすぎず，その診断は，非常に複雑な精神病理学

の経路を大雑把に推測しているにすぎない。

　第一に，注意力はうつによってマイナスの影響を受ける
（deRaedt and Koster, 2010）。気分が落ち込んでいるときは，集中力
も生産性も落ちるのは明確だが，慢性的にうつの患者は時に覚
醒作用のある薬を処方される。第5章で述べたように，「治療抵
抗性」に1つの答えがある。よくあることだが，抗うつ薬の効
果が見られない場合，医師は患者が本当にADHDなのか自問す
る。さらに患者は，その非特異的影響により短期間で効果を感じ
ることができる覚醒作用のある薬という選択肢に対して，特に抵
抗を感じず服用することがある。

　第二の可能性は，不安障害による注意の欠陥である。不安状態
はゆがんだ注意力を生む（危険を過剰に察知してしまう傾向）
一方で，特性不安は集中力が必要とする実行機能と干渉する
（Pacheco-Unguetti et al., 2010）。慢性的な不安は多くの障害の中に
見られるが，ADHDの特性と非常によく似ていることがある。

　第三の，そしてよくある問題は，PDの患者も注意欠陥を持っ
ていることである。BPDだけではなく反社会的パーソナリティ
障害の中にも見られる（Black et al., 2010）。診断基準にはないが，
それ以外の障害でも，長い間仕事や人間関係で問題を抱えている
人に集中力や注意力の欠陥が見られることはよくある。しかし
PDは薬で治療できないため，医師はその診断をつけたがらない。

　このような併存症は昔からあることで，注意の欠陥の原因は他
にあるにもかかわらず，ADHDおよびそのサブグループに当て
はめようとする動きがある。注意の欠陥はたやすく発見できる症
状である。臨床場面ではありふれたものであるからだ。これは確
証バイアスの良い例（Kahnemann, 2011）である。ADHDはごく
一般的なものであり，にもかかわらず十分に知られていないもの

だと信じているのなら，たやすく過剰診断を招いてしまうだろ
う。

9 パーソナリティと
パーソナリティ障害（PD）

正常なパーソナリティ

　人はみな違うものであり，我々はひとりひとり個性的な性格の特徴を持っている。「パーソナリティ」という言葉は，個人の考え方，感情，行動の違いをあらわしたものである。「パーソナリティ障害（personality disorder：PD）」はパーソナリティが機能不全に陥り，それによって人間関係や仕事に深刻な問題が生じることを意味する。

　正常なパーソナリティの種類を定義する特性を数値化するのは，自己報告に基づく大量の経験的文献である。この調査は主に，ファイブファクターモデル（FFM）（Costa and Widiger, 2013）に基づいている。これは，①神経症的傾向，②外向性，③経験に対する寛容さ，④同調性，⑤誠実性，からなる。つまり人は多かれ少なかれ，神経症的傾向があるが（例：イライラしやすい，傷つきやすい），外交的か内向的か，未知の経験に対してオープンであるかそうでないか，誠実か衝動的か，ということだ。

　このモデルは過去何十年もの間，特性心理学における権威的存在だった。理想的ではないかもしれないが，最もよく研究調査されたものである。とは言え，このモデルには限界がある。第一に，FFMは，ある地域社会の集団全体においては妥当性があると実証されているが，患者に対してはそうではなく，PDという

診断も含まない。特性の次元はパーソナリティの延長という主張 (Costa and Widiger, 2013) に反し，深刻な障害には一般社会の集団の中で表面化しない特徴も多くある。第二に，自己報告アンケートに基づく判定は，あくまで自己報告にすぎず，臨床評価や評価者間で常に一致するとは限らない。第三に，生物学的マーカーはどのような特性の次元とも結びつかない。

　重大なのは，正常なパーソナリティと PD との境界線である。DSM-5 では，PD は，その人を特徴づけるような認知，感情，行動の異常性であり，それがさまざまな状況下で，長期にわたり認められることとされている。しかし人は誰でも，自分や周囲を苦しめてしまうようなパーソナリティの特性を持っている (もしそれが何かわからない場合は，家族や友人に尋ねてみるとよい)。果たして我々はどのようにして正常と異常を分けているのだろうか。

　PD は，正常な特性が増幅し，機能不全に陥ったものとして，少なくとも部分的には理解されているので，多くの心理学者は PD の次元的カテゴリーを好んできた。1つの案は FFM を用いてプロフィールを数値化することである (Costa and Widiger, 2013)。PD の研究グループは，日常生活に支障をきたすほど深刻な障害を調べるグループと，正常なパーソナリティの特性を分類するグループに分かれる。DSM-5 はカテゴリーと次元をまとめた混合システムを提案したこともあったが却下され，カテゴリー別システムを維持している (Skodol, 2010；Skodol et al., 2011a, 2011b)。混合システムは，代替モデルや今後さらなる研究を必要とする条件として，マニュアルの Section Ⅲ に記載されている。

PD のカテゴリー

　PD の診断は，患者が仕事や人間関係で経験する深刻な機能障害の問題に基づいており，それは特性と関係していて，また，機能不全に陥っている特性から生じるものである。パーソナリティと PD の明確な境界線はないが（Livesley et al., 1998），重度の PD はその人に深刻な精神障害があると誰が見てもわかるだろう。以下の突出した2つのカテゴリーもまた，最も盛んに研究されているテーマである。

　1つは反社会性パーソナリティ障害（antisocial personality disorder：ASPD）である。治療方法が存在しないとしても，我々はこの障害について多くのことを知っている。何年も前に言われたように，ASPD は幼少期の深刻な素行障害（行為障害）として始まり，成人になってパターン化した連続性のある衝動性，無責任性，無神経さとして診断される（Robins, 1966）。たとえ治療に結びつかなくても，不必要な介入を避けるため，この診断をつけるのは大切なことである。

　有効な治療がないため，ASPD は過剰診断ではなく過少診断されている。私は ASPD の患者が ER に運ばれてくるのを何度も目にした。彼らは薬物を使用しており，その破壊的な行動と気分の高揚から，精神障害あるいは双極性障害として診断され，治療を受けていた。だから患者の経歴を調べ，法に触れたことがあるかどうかを調べるのは得策である。

　精神障害として誰もが認めるもう1つの診断は，BPD である。BPD の患者は情緒不安定で，人間関係も不安定である。治療のきっかけは自傷行為や薬の過剰服用であることが多い（Biskin and Paris, 2012）。およそ半数が，時折幻聴がすると訴える。この

臨床の全体像は間違えようがない。双極性障害の診断を好み, すべての BPD 患者を双極性障害スペクトラムとする医師は未だに存在する (Ruggero et al., 2010)。また PD をすっぽり見逃し, うつ病を併発していると診断する医師もいる。臨床現場では, 誤診は決して珍しいことではない。

BPD は, その症状に特化した有効な治療法が開発されたので (Paris, 2008b), この障害を正しく診断することは大切である。もし BPD の患者を双極性障害と診断してしまったら, 患者に効果のない薬をたくさん処方することになり, 治療に有効とされる精神療法を導入することもかなわなくなる。

ASPD と BPD には顕著な行動の特性があるため, 正常なパーソナリティと区別しやすい。もちろん, ASPD の基準に当てはまらなくても, 人は時に無神経になり, 支配的にもなるし, 薬を過剰服用する患者がみな BPD とも言えない。しかしなお, 人生の軌跡が適正に評価されたとき, これらの障害を持つ患者は, あなたの身辺についてあなたを悩ませる人とはまるで異なる。

PD の有病率

PD は正常の人と区別がつきにくいこともあるため, 有病率を断定するのは難しい。The Epidemiological Catchment Area Study (Robins and Regier, 1991) は, 集団の中で, DSM が定義する障害を見つける初の調査だったが, PD を対象にはしなかった。計測されたのは, 行動パターンが顕著で見つけやすい ASPD のみであった。次世代研究である National Comorbidity Study (NCS) (Kessler et al., 1997) が行った調査もだいたい同じである。しかし National Comorbidity Study Replication (NCS-R) (Kessler et al., 2005b) は約 10 年後に DSM が定義した PD の患者

数を調査した。全体の有病率は10％で，およそ3％がASPDであり，BPDはわずかに1％に満たない程度だった（Lenzenweger et al., 2007）。

　ほとんどのPDの有病率はThe National Epidemiological Survey on Alcohol and Related Conditions（NESARC）というさらに大規模な調査で査定されている。NESARCはもともと薬物乱用の患者数を調査するために作られたが，報告された数には問題があった（Paris, 2010c）。それ以前の調査で，NESARCは調査助手（臨床医ではない）が作成したチェック表を使用して診断をつけていた。しかしPDの診断を下すには経験と判断力が必要である。後に，従来の診断基準を用いてデータを再分析したところ，全体の患者数は約半数まで減少した（Trull et al., 2010）。とは言え，未だにこれらの数字は，他の研究者たちが出した数よりも多い（Lenzeweger et al., 2007；Coid et al., 2006）。

　障害と特性を分けることには問題がある。その良い例として，NESARCの調査では，最もよく見られるPDは強迫性パーソナリティ障害であり，その有病率は7％である。診断基準が妥当だったとしても，我々のうち7％は几帳面で完璧主義ということになる。これらの特性はさまざまな場面で効果的で，必ずしも精神障害とは言えない。私の副専門はPDだが，私は多くの人をPDと診断することには反対である。

　NESARCによる数は，特定不能のPD（PD-NOT Otherwise Specified, PD-NOS。DMS-5では，「Other Specified」または「Unspecified」と呼ばれている）を含めていれば，さらに高い数字となっていただろう。臨床状況では，これが最も有力なPDの有病率である（Zimmerman et al., 2005）。この診断は単純に，PDの診断基準に当てはまる患者がDSMに記載されているどの

特定のカテゴリーにも該当しないことを意味している。

　人口の 10 〜 15%は大変不幸である，もしくは他者を不幸にする，と考えるのはたやすい。これは人間の性である。我々は誰でも，自分の首を絞めるような特性を持っているものである。しかし PD の患者が増えすぎると，その障害が障害でなくなってしまうおそれがある。これは他のどの精神疾患にも言えることである。もし人生そのものが精神病理であるとしたら，精神医学は救いになるのだろうか。

　臨床上の主な問題は逆である。PD は見過ごされすぎている。DSM-Ⅲ と DSM-Ⅳ の 5 つの Axis は，Axis Ⅱ を通してよりパーソナリティに臨床的注意を向けるように作られたものだが，功をなさなかった。あなたは何度，Axis Ⅰ の診断臨床メモの後に「Axis Ⅱ は延期する？」と書かれているのを目にしたことがあるだろうか。PD という診断よりも，気分や不安障害という診断をつけたい場合，医師はこのメモを書く。このことを考慮すれば，DSM-5 で Axis Ⅱ を外したのは正しい判断だったと言える。

　長期にわたる人間関係の機能不全とは反対に，症候性の障害が好まれる傾向は，薬を処方したいという医師の気持ちのあらわれである。特に BPD の患者に顕著だが，PD の患者でうつの症状がある場合，しばしば気分障害によるものと見られる。情緒不安定な場合は双極性障害が疑われることもある。Kraepelin（1921）が，BPD は通常時でも機能不全になっている気分障害であると当時定義したが，その見解を支持する調査はない。気分エピソードが終わると，患者はまた自分らしさを取り戻す。反対に，PD は通常時の状態が異常とされ，それが生涯にわたって患者の心理社会的な機能に影響することを指す。PD は時間をかけて徐々に寛解する傾向にあるが，薬物療法ではあまり効果が見られない

（Newton-Howes et al., 2006）。

境界性 PD の診断

　BPD は積極的に研究調査されている診断であり，症状について何千という文献があるが，治療は容易ではなく，かつて不治の病と言われたこともあった。実際のところ BPD はかなり予後が良く，たくさんの患者に効果のある治療法がある（Paris, 2010d）。しかし臨床医がこの診断を避けたくなる気持ちは理解できる。臨床医はこの患者たちを果てしないトラブルの原因と見るからだ。

　私の副専門は BPD であり，研究調査の対象として興味を持っているのだが，私はこの障害が過剰診断されていることよりも，むしろ過少診断されていることが気がかりである。自傷行為や薬の過剰服用が見られる患者は，すぐにこの障害を持っていると考えられるため，過剰診断も起こり得る。また臨床医が 1 つか 2 つの特徴的な症状と，診断項目のカウントだけで診断を急ぐと過剰診断が起こる。自傷行為や薬物の過剰服用という自殺行為でER に運ばれてくる患者がすべて BPD とは限らないのである。

　これらの問題を踏まえると，DSM-5 が定義する BPD はあまりに大雑把で，個人的に満足しているとは言いがたい。9 つのうち 5 つの項目に該当すればいいのなら，多くの障害が同じ診断になってしまう。代わりに私は，Boston の McLean 病院で作られた，半構造化された問診（Diagnostic Interview for Borderlines, Revised：DIB-R）（Zanarini et al., 1989）を使っている。これは，BPD の診断項目に該当した患者をさらに絞り込む。DSM とは異なり，複数の領域で見られる症状に当てはまる必要がある。DIB-R では，患者は 10 項目のうち少なくとも 8 つの項

目に該当すると判定される必要があり，これに該当する患者はより BPD の原型に近くなる。

　BPD は深刻な精神障害であり特異的な治療方法を必要とするため，過少診断は私には気がかりである。Zimmerman ら（2005）は，DSM に基づく構造化された面接では，患者の大半を見過ごしていると判定した。BPD は，特に ER やクリニックに来たときはしばしば気分の落ち込みが見られるため，うつ病と診断されることが多く，大抵，抗うつ薬を処方される。「コクラン共同計画（Cochrane Collaboration）」（Stoffers et al., 2012）で，BPD の患者には抗うつ薬の効果がほとんどないことが実証されているのにもかかわらず，である。

　私が研修医だった頃，スタッフの精神分析医は BPD を診断することを勧めた。治療は可能だと信じていたからだ。しかし生物学的精神科医は，BPD などというものは存在しないとして私が診断するのを断固反対した。彼らは BPD と付随するうつ症状の治療に専念することを好んだからだ。この状況は今でもあまり変わっていない。BPD は，この障害と関連のあった精神分析の定義の信ぴょう性が疑われたため，評判が悪くなった。初期の定義は不明瞭で，誰も計測することができない「メタ心理学的」プロセスに基づいていた。最近の書籍では，Michael Alan Taylor（2013）が自身の長きにわたる精神分析への深い不信を著し，精神分析に昔から関連がある BPD の診断を否定した。だが Taylor は精神療法の類をすべて，終わりのない，そして実りのない会話だと考えている。彼が求めるのは「本当の」精神医学であり，それは正しい薬を処方することである。

　BPD 否定派として最も知られている専門家は，University of California, San Diego 校の教授であり，"Journal of Affective

Disorders" の編集者でもある Hagop Akiskal である（彼は
"Journal of Affective Disorders" を威圧的な説教のように使っ
ている）。初期の論文では "境界" 例（borderline）のことを「名
詞を持たない形容詞」と機知に富んだ表現で著した（Akiskal
et al., 1985）。10 年前，Radio City Music Hall で行われた New
York でのアメリカ精神医学会で，私はこれらの問題について
Akiskal 本人と大勢の人の前で議論をした。これについては，他
書ですでに述べている（Paris, 2012）。私が議論に勝ったと思った
人たちもいるが，PD を気分障害と誤診する数はそのときよりも
増えている。

　Akiskal はもともと，BPD はうつ病の変形だと主張していた。
しかし Gunderson が記したように，BPD に見られるうつは，
短時間での気分の移り変わりも伴い，通常のうつとは現象がはっ
きり異なる。さらに，コクラン共同計画（Stoffers et al., 2012）が
承認したように，BPD に対して抗うつ薬はあまり効果がない
（にもかかわらず，BPD の患者のほとんどは抗うつ薬を処方され
ている）。Akiskal（2002）は後に BPD は双極性障害の一種だと
の見方を示した。この見方（本書の 6 章で議論したように）は，
BPD の特徴である感情の不安定さや衝動性が双極性障害の亜臨
床の一種である，と説明している。

　増加している診断の主唱者である Switzerland の Jules Angst
率いる双極性障害の境界線の多施設研究が最近出版され（Perugi
et al., 2013），その中で，定義が広い双極性障害は過少診断されて
いる一方で，BPD は過剰診断されていると示唆している。私は
コメントを求められ，現象学だけでは精神疾患の境界線を区別す
ることはできないと簡潔に指摘した（Paris, 2013c）。有名な Tufts
University の精神科医 Nassir Ghaemi（Barroilhet et al., 2013）は

すぐに反対意見を示した。しかしBPDはもともと，それが妥当な障害ではないと考える精神分析家によって作りあげられた，というBarroilhetらの見解は興味深い。言うまでもなく，BPDを批判する人々はBPDに関する論文や文献に対しても否定的である。

BPDの診断に対する反発は患者に多大な悪影響を及ぼした。今はこの症状に対して有効な精神療法がある (Linehan, 1993；Bateman and Fonagy, 2004；Blum et al., 2008)。細かく設計され適正にテストされた精神療法は，どの医療分野とも同じ科学的なメソッドである。しかし薬学的な治療が好まれる現代において，この考えは時代遅れである。

その他のPD

DSM-5には10種類のPDが記載されている。そのうち十分に研究調査されている障害は2，3個で，それ以外は大雑把な機能不全の特性や症状である。これらのうちのいくつかは，重度の精神疾患の境界でもある。DSM-5のSection Ⅲの合成的な提案は，カテゴリーの数を不当にも6に減らした。他の4つに関してはGilbertとSullivanによる『Mikado』(訳注：19世紀のオペラ作品) が言うところの「なくなっても困らない」ものである。

Cluster Aは統合失調症に近い症状を持つ。統合失調型パーソナリティ障害はICD-10の精神病の中に含まれており，PDに属すよりも統合失調症に近い (Siever, 2007) という議論の余地がある。違いとしては，統合失調型の患者は，明らかな精神病の症状を伴うことはほとんどない。シゾイド／スキゾイドと猜疑性／妄想性パーソナリティ障害もまた統合失調性の範囲内かもしれない (Siever and Davis, 1991) が，これらはわかりやすい精神病から

はさらに離れる。合成的提案はこれらのカテゴリーを統合失調型パーソナリティ障害に含め，また同じPDの軽度のものと捉えてしまうかもしれない。

　Cluster Bは他の2つのカテゴリーだけでなくASPDとBPDも含める。演技性パーソナリティ障害は，今は記載されていない「ヒステリア」（Shorter, 1997）という概念の一部であったことを考えると，精神医学の歴史の上では興味深い。今日このカテゴリーはほぼ使われておらず，複合システムからは外される予定であった。

　自己愛性パーソナリティ障害（narcissistic personality disorder：NPD）は，最初DSM−5から外されていたが（よく議論されるように），再度記載された。しかし再記載は正しい判断だった。NPDは症状が少ない，純粋な特性障害の良い例である。この理由から，自己愛性特性についての大規模な調査（Campbell and Miller, 2011）は，この障害の基準に該当する人の心理を理解するのに役立つ。

　Cluster Cは，回避性パーソナリティ障害である。これは不安障害のもとに記載されているカテゴリー，社会不安障害とほぼ一致する。これに関する調査文献は非常に少ない。また強迫性パーソナリティ障害もある。これもあまり研究調査されていない。依存性パーソナリティ障害も同じようにあまり研究は進んでおらず，あいまいで，精神疾患というよりは特性と言えるカテゴリーである。

　まとめると，BPD以外のPDの過剰診断が発生する心配はない。PDは誤診されるよりも，すっぽり見落とされる方が多い。

10 過剰診断の危険があるその他の疾患

自閉症

　自閉症はほとんど理解されていない深刻な精神障害である。状況は変わりつつあるが，有効な治療は長きにわたり存在していない（Lai et al., 2013）。

　自閉症はその深刻さから，過剰診断の対象にはならないように見えるが，患者数は臨床と疫学調査の両方で劇的に増加している（Frances, 2013）。Basu と Parry（2013）は，この増加（1960 年は10,000 人のうち 2 〜 5 人だったが，近年では 10,000 人のうち50 〜 114 人）を，診断の「等級を上げた」結果であると示唆している。この真の目的は資金調達と予算の確保である。自閉症の診断数の増加は実際には数年前から始まり（Fombonne, 2001），未だに物議を醸す問題である（Fombonne, 2009）。有病率の増加数が正当なものかどうかは確かではない。

　自閉症は 70 年前 Kanner によって初めて記述され，長い間稀なケースだと考えられてきた。この有名な障害の基本的な特徴は，発症年齢が低いことである。子どもは 2 歳になるくらいまでは正常とされるが，自閉症の症状はこの時期に最初にあらわれる。DSM-Ⅳでは，アスペルガー症候群も含め，特定不能の広汎性発達障害（PDD-NOS）など，症状が比較的軽いものが追加された。DSM-5 では，これらすべてが「自閉スペクトラム症／自閉症スペクトラム障害」と分類された。診断を分けるのに役立つ生物学的マーカーの発見によって記載が変更されたというわけ

ではない。変更は，双極性障害と同じように，重症度のスペクトラムを示唆する症候学的な類似に基づいて行われた。このスペクトラムを，全く違う病因・発症機序を持つ障害として区別してしまうことには問題がある。

　新たな分類には反対意見もあった。スペクトラムに対する実質的な支援が欠落しているからではない。反対しているのは主に，子どもの福祉手当がなくなることを恐れた家族（特にアスペルガー症候群の子どもを持つ家族）であった。彼らからしてみれば，軽度の障害と診断された子どもが継続して専門的なケアを受けられる制度が必要である。DSM-Ⅳと DSM-5 の診断基準を比較した調査では，新システムで自閉症スペクトラムに該当する患者はさらに少ないことが明らかになった（McPartlane et al., 2012）。

　自閉症は珍しい障害ではなく一般的なものであるという考えこそ劇的な変化である。保護者の報告に基づく最近の推定有病率は1%（Kogan et al., 2009）であり，これは過去に報告された数値よりも非常に高い。しかしこれは一般人口の有病率が 2.6%（Kim et al., 2011）という韓国で広く使われている数字によって凌駕されてしまった。このレベルだと自閉症はうつ病と同じくらい一般的なものになる。問題は，引っ込み思案な子どもや風変わりな子どもがスペクトラムの中に分類されやすいことだ。有病率を多く見積もりすぎると，保護者は自分の子どもが通常とは違う発達の経緯をたどったとき，自閉症の可能性があるのではないかと不安を抱きやすくなる。

　過去に他の診断基準に該当すると考えられた患者，特に知的障害の場合は，今なら自閉症と診断される可能性がある。さらに一度も精神病状態になっていなくても明らかに奇異な Cluster A の PD と重なる可能性がある。「自閉スペクトラム症／自閉症ス

ペクトラム障害」の診断は，研究調査を必要とする難解な障害で
あるということ，そして研究が進めばその原因が明らかになるか
もしれないということを世の中に理解してもらいたいという希望
が，流行させたのかもしれない。自閉症の区別を示すための方法
は提案されているが（Matson and Williams, 2013），決定的な診断基
準はないため，結局のところ医師の判断によるとしか言えない。

　自閉症の有病率は，治療法がほとんどない時期から増加し始め
たが，近年，集中的な治療がある程度の効果を発揮することが証
明された（Thompson, 2013）。これらの発見には複製（replication）
が必要で，統合失調症など他の脳障害の治療経験からも言えるこ
とだが，治療の結果は不完全であり，またすぐに効果があらわれ
るというものでもない。治療は時間を要し，料金もかなり高額に
なるが，患者の家族は治療を強く希望する。これが，今日の過剰
診断のパターンが続く原因となっているのかもしれない。

不安障害

　Horwitz と Wakefield（2012）は，精神医学は不安というもの
を，命の危険を感じたときに起こる普通の反応ではなく臨床的な
問題と見ている，と指摘した。第 7 章で見てきたように，PTSD
は過剰診断のターゲットとされてきた。似たような傾向が全般性
不安障害（generalized anxiety disorder：GAD）にも見られる
ようになっている。GAD は DSM-Ⅲ では明確なエピソードが見
られないためパニック障害と区別され，新たな診断名となった。
これは，不安に伴う身体症状が見られる過度に心配性な患者や，
パニック発作というより慢性的な不安に悩まされている人々を意
味する。GAD はさまざまな症状を包括するので，人気の診断な
のである。

　GADは1.5％というやや高い罹患率を示しているが（Kessler et al., 2005a），それ以上の人が潜在的な症状を持っている。GADの臨床ケースはうつ病と重複することもあり，両方の診断がついた場合，臨床像はより深刻なものになる（Zimmerman and Chelminski, 2003）。DSM-5の作成過程では，GADの診断基準の幅を拡げることが目的とされていたが，結果的に変更はされなかった（Starkevic and Portman, 2013）。

　過剰診断が懸念されるもう1つの診断は社会不安障害（social anxiety disorder）である。これは「極度の内気」と区別するのが難しい（Lane, 2007；Horwitz and Wakefield, 2012）。この症状の集団患者数は，この障害が一般的なものであるということを示していて，推定有病率は4％から高くて13％である（Wittchen and Fehm, 2001）。ここですぐに疑問がわく。この症状は過剰診断を招きやすいような定義になっているのか。抗うつ薬の売上げを伸ばすために製薬会社がこの診断を推奨しているのか（Lane, 2007）。あるいはこれもまた，異なる特性を医療の対象にする1つの例にすぎないのだろうか。

古いカテゴリーを改変して新たなカテゴリーを創る

　DSMシステムはいくつかの診断において該当基準の幅を拡大して，新たな診断を作りあげた。また新たな診断の中には，新しいものや，古いカテゴリーの名称を変えたものもある。これら変更のうちどれが診断的流行の原因になり得るか，それを特定するのは難しい。Frances（2013）は診断的流行の可能性を警告しているが，我々は新診断や基準の修正などの変更に関するデータを持ち合わせていない。

　しかしこれまでの歩みを振り返ってみると，こういうことが起

こるのはめずらしいことではない。患者数のインフレはDSM-Ⅳで双極性障害Ⅱ型と成人のADHDが導入されてから起こった。似たような傾向がDSM-5で導入された新たなカテゴリーにも見られる。

　例えば，マニュアルに軽度認知障害を導入したことは，大きな変更だった（Blazer, 2013）。このカテゴリーは認知症の初期症状とも見られる認知機能の変化を説明しているが，これは年齢とともに誰もが経験する物忘れの範囲であるとも言える。今後この症状が過剰診断されるかどうかは我々にはわからないが，今日多くの人々がアルツハイマー病のような深刻な認知症になることを恐れていることを考えれば，可能性は高い。

　DSM-Ⅳでは付録に記載されていたもので，DSM-5で本体に収められた診断でも，似たような問題が起こり得る。1つは過食性障害（binge eating disorder）だ。繰り返すが，一般人口の中で症状が流行すれば，健康な人にも当てはまる診断となり得る。国際調査であるWHOのWorld Mental Health Surveys（Kessler et al., 2013）では，平均の有病率は1%で，神経性過食症（bulimia nervosa）よりも高かった。著者たちは一般市民の健康がほったらかしになっていることを懸念するが，この高い数値は，おそらくこの診断が広範囲をカバーする症状であるということを示しているにすぎない。いずれにしろ，過食は他の多くの障害でも見られる症状である。

　他に付録から本体部分へ昇格したのは月経前不快気分障害（premenstrual dysphoric disorder）である。だが，これは健康な女性にもよく見られる症状のため，この診断は議論の的になっている。Eppersonら（2012）は，DSM-5への改訂にこの症状を含めるに当たってデータの見直しを行い，有病率は2〜4%であ

ると推定した。この決定が有病率を増加させることになるかどうかはわからない。DSM の認証がなくても，この症候群はしばしば抗うつ薬で治療されている。

　これらの変更にはそれぞれ提案者がいて，それを支持する研究者やそれを副専門にする研究者たちは，自分たちが関心を寄せている症状が見逃されている，あるいは症状に対するより包括的な定義が必要である，と確信している。言うまでもないが，診断マニュアルを修正する際の費用対効果について考える人は誰ひとりいない。我々は今後より多くの，患者数が膨張しているケースや流行的診断に，誠心誠意対応していくしかない。

第 **III** 部

●

診断と正常性

11 正常とは何か，どうすればわかるのか

正常性と医学

　何が病的であるかを判断するには，何が正常であるかを明確にしておかなければならない。この作業は簡単ではない。よくよく観察すれば，ほとんどの人は病いと健康の間で微妙な均衡を保っているのがわかる。いついかなるときでも，正常な人などいない。人は大抵，何がしかの悩みを抱えて生きている。しかし，研究者たちが一般人口を対象にスクリーニング法を実践すると，症状がない多くの人に診断がつく結果になる。（症状を見つけるために作られた）ポジティブスクリーニングと診断とは同じではない。

　医学では，普通の風邪の患者を治療することが時々ある。風邪に対して有効な治療法があれば，我々はもっと頻繁に治療するかもしれない。この仕組みであれば，なぜ症状が軽い患者でも診断がつくのかが理解できる。臓器は完璧に機能するわけではないし，正常と異常をはっきりと区別するような生物学的マーカーは存在しない。例えば，特に症状がない人で血糖やコレステロールの上昇が認められた場合，これが病いの予兆であるか否かを断定することはできない。検査結果を病的と呼ぶには，それが疾病の臨床的特徴と一致しているか，あるいはいずれ発病するかである。

　これは精神医療に限った問題ではない。Welch ら（2011）は，過剰診断（および診断を見つけるための過剰調査）が医学の分野

では難しい問題になっていると述べた。1つの理由は，医師は病状を発見し，何よりも「見落とし」をしないよう訓練されていることだ。患者もまた，自らの苦しみの原因を説明してくれる診断結果を求め，そのための血液検査や画像診断を要望するだろう。

　極端な場合であれば，病いの存在は大抵，明確である。一般的に血糖値が非常に高ければ糖尿病ということになる。しかし基準値は時代とともに変化し，わずかな差異が，治療が必要な臨床的問題になることもある。とは言え，人の数値は変化するものである。コレステロール値の上昇などの変化が見られても，病気ではないケースもあるし発病寸前ということもある。

　従来，患者は自覚症状があれば医師のもとを訪れたが，必ずしも診断を期待しているわけではなかった。今日ではメディアの影響もあり，症状に対して説明のつく診断を希望する患者が増えた。さらに，医師は患者を積極的に検査し，画像検査などより多くのツールを使用して情報を集めるように訓練されている。結果として，さほど重要ではない異常が同定され，さらなる検査を積むことになる。画像検査の現場では，放射線技師たちはこの無意味な発見を「偶発腫」と呼んでいる（Welch et al., 2011）。

　検査で多くのことが発見されても症状が発生しなければ，記録には残しても，経過観察となる。粘膜内の前立腺がんが良い例である（Djulbegovic et al., 2010）。ある一定の年齢に達すると，男性の半分は前立腺のどこかにがん細胞を持っている。大半は症状が出ることもなく，患者は前立腺がん以外の原因で死亡する。もう1つの例はマンモグラフィーである。コクラン共同計画（Cochrane Collaboration）（Gøtzsche and Nielsen, 2011）は，乳がん発見の有効性には疑問が残るとしている。がんスクリーニングは，害の方が大きいとも言われている（Esserman et al., 2013）。

精神医学における正常性

　精神医学では，正常性は生物学的マーカーではなく行動に基づいて定義されている。ある意味，これは良いことだろう。我々は，少なくとも今は，血液検査や画像検査が精神疾患の過剰診断を助長すると心配しなくてもいい。しかし体系的な臨床的評価やスクリーニング手順や心理検査を鵜呑みにすることは，さらなる問題を生み出してしまう。

　疫学調査（Kessler et al., 2005b）は，何らかの精神疾患はどこにでも存在するという結論を導いた。潜在性の障害はありふれており，なおかつ治療されていないということだ。例えば，統合失調症の研究者 Van Os（2009）は，精神障害には「閾値下の延長されたフェノタイプ」（具体性を欠き，不明瞭だが，診断可能な障害の危険因子を構成するもの）があると主張している。もしこの結論が正しいとしても，我々が積極的に予防を推進し，因子を持っているというだけで重度の精神障害を発病する可能性が少ない人々に対して早期介入を行うべきということにはならない。このようなプログラムが本当に有効であるかどうかは，喫煙とがんのように確固たる証拠が必要になるが，このような証拠がない以上，病いの危険因子を持っているだけで特に症状のない患者に限られた人員を割くよりも，明らかに病気の患者に集中するべきである。手助けを必要とする患者を抱える精神衛生の専門家には，一般の人をスクリーニングするよりも大事な仕事がある。

　McGorry ら（2008）は，過剰治療と過少治療の両方に問題があるけれども，症状が持続的で深刻な場合に治療介入しないのは公益に反すると述べた。慢性化の予防に役立つ可能性があるかもしれない精神病発症危険群を特定し治療することに焦点が置かれ

ている。しかしこの診断は，偽陽性の確率が非常に高かったため，提案はされたものの DSM-5 には記載されていない（Morrison et al., 2012）。同じように，うつのスクリーニングも実際は治療が必要でない人を陽性と判断してしまう（Thombs et al., 2008）。また抗うつ薬の処方に伴うリスクを考えると，コスト効率が良いという確証を持たないままに治療介入を急ぐべきではない。

　医療でのスクリーニングや病いの早期発見に注がれた多大な努力は，未だ実を結んでいない。良かれと思って始めた予防も，副作用のある不必要な治療を行うことで，実際には患者に害を与えることがある。医学で我々が「正常」と呼ぶ状態には，実際の生命活動に必要がなくても，健康に影響し得る現象（盲腸など）も含まれる。すべての病状や特性を病的なものとして扱ってしまうのは，患者にとって良くないことである。

　Welch ら（2011）は，早期発見と集団スクリーニングを区別することの重要さを強調した。誰が高いリスクを持っているのかはっきりとわかれば，病いを特定し，早期治療に当たることに何の問題もない。しかし我々にはそれはわからない。最も良い例は精神病発症危険群を持つ人々への抗精神病薬の処方である。このうち 70％は統合失調症にはならない人で，治療によって恩恵どころか害を与えられる。もう 1 つの例は，臨床的にうつではないのに抗うつ薬を処方されている患者である（Mojtabai, 2013）。悲しみは人間らしさの 1 つであるということが理解されていないと，このようなことが起こる。

　集団的なスクリーニングと，病気の早期発見にかける精神医学の熱意は，医学全体の発展と軌を一にしている。問題は，臨床上意味のある閾値を設定することである。検査を行えばほとんどの人に 2，3 項目の異常性や偶発腫が認められるのと同じで，人は

誰でも時折，ある程度の心理的ストレスや機能不全，またはその両方を経験する。現代社会は複雑で，人々はいつも仕事や人間関係をうまくこなせるわけではない。仕事やパートナーを失えば，誰でも悲しくなるものだ。これをうつと呼べば，正常性を病気として扱ってしまうことになる。

　精神医学の分野に限らず医学の世界では，過剰診断は過剰治療の原因になる。そして過剰治療は無害とは言いがたい。不幸せな人々がうつと診断されたら，彼らは長い間副作用のある薬を処方され続けるか，無益な精神療法に延々と通うことになる。

　これらすべての傾向は，深い文化的な変化を意味する。すなわち「より健康であること（better than well）」を望むということ（Elliott, 2003）である。おそらく昔の人々は人生に対する期待値が低く，困難や試練に対しても冷静でいられたのだろう。今日，我々は健康と幸せと「自己実現」を期待する。完璧を求めるあまり，何が正常であるのかを忘れてしまったのだ。

　Allen Frances（2013）は自身の著書『正常を救え（Saving Normal）』で，DSM-5 が診断の拡大を促していることを（診断が拡大すると，ほとんどの人が何らかの障害に当てはまってしまうため）正常／普通の概念をなくす行為として批判した。Frances は正しいが，マニュアルが問題なのではない。過剰診断を助長する医学的文化と，医療従事者は人生の問題に対する回答を持つべきという文化的な期待が，そもそもの発端である。これは目新しい問題ではない。今日の生物学的精神医学のように，精神分析は普通の人々をより良くできると長いこと主張していたのだ。

正常性の定義

　正常性を定義できないのが，精神医学の診断の悩みの種である。DSM-5 は精神障害を定義しようと試みた（あまり成功したとは言いがたい）が，正常性の定義については触れていない。有効な定義を設定する試みは，何十年も前に遡る（Offer and Sabshin, 1966）。

　1 つの定義として，正常性とは平均をあらわしたもの，というのがある。つまり平均から外れたものを異常と見なすことができるというものだ。しかしこのアプローチには深刻な問題がある。病気が蔓延しているのが当たり前であった社会（19 世紀ヨーロッパにおける結核，同時期のアフリカにおけるマラリアなど）では，平均がそもそも正常でない場合がある。加えて，平均から外れた数値は，どの時点から病いとなり得るのか。内科医は毎日この問題に直面している。血圧の上昇がどの時点で疾病に該当するかを判断するのである。同じように精神科医もまた，気分の落ち込みや不安など，そのつらい感情が障害に相当するか否かを判断しなければならない。最終的に，心理的経験は社会規範に影響されるため，ある社会において疾病とされている状態が，別の社会では正常と見なされることもある。DSM は，社会的状況的に了解可能な反応と，内因的で比較的状況に左右されない個人の精神病理を区別していない（Horwitz and Wakefield, 2007）。

　正常性への 2 つめのアプローチは，機能と機能不全から定義する方法である。Wakefield が「有害な機能不全」とした精神疾患の概念は，病理的な状態であるか否かは自然の状態に置かれたときに合目的な反応をしているかどうかで何が機能的であるか判断できると言う。しかし機能性とは連続性の上に成り立つため，こ

の判定も言うほど容易ではない。機能している状態と機能していない状態の明確な境界線がなければ，病いの判断は個人的な見解にすぎなくなる。いずれにせよ，近代社会における生存に必要なものは，生物学的進化と必ずしも一致しているわけではない。これが，同性愛がもはや精神疾患とは考えられなくなった1つの理由でもある。

　要約すると，統計的または機能的な定義のいずれも，正常性の定義として確かなものではない。これらの区別をつけられない以上，臨床的判断が最終的な決定となる。

　人生は困難な道になることもある。いつも幸せでいられるとは限らない。精神医学での過剰診断の増加は，苦しみを医療化するということについての根本的な真実を覆い隠してしまった。もし疫学調査が示唆するように，ほとんどの人がDSMの定義する障害のカテゴリーに生涯のうちに少なくとも1つは該当するのであれば，病いの定義が広範囲すぎる可能性がある。低いレベルの症状は，状況への普通の反応であるかもしれないと考えるべきである。精神衛生を，幸福ではなく，困難からの回復力と捉えて定義した方がよいだろう。極端に過酷な状況も精神障害の原因になるはずがないと言っているのではない。そういう場合は障害になり得る。しかし人間らしさを病的なものと見なす必要はない。

医療化，過剰診断，そして社会的ストレス因子

　医療化と過剰診断による結果の1つは，病理的な苦悩を生む社会的ストレス因子の特定ができないことである（Horwitz, 2007）。診断は，病理の中心を「我々が暮らす社会状況」ではなく「個人」に置く。精神医学は，社会的ストレス因子を突き止める（そのうちのいくつかは改善可能かもしれないが）代わりに，精神疾

患を持つ患者数を多く見積もり，「満たされていない要求」として治療を推進している。

　現在の精神医学は神経生物学に焦点を置き，心理社会的ストレス因子の影響を軽視している。最も認知されている障害でも，社会的な役割を見つけられないことが危険因子であるという研究結果が出ている。精神病でも同じことであり（Dutta and Murray, 2010），自殺は孤立や愛着が薄い状態で起こりやすい（Durkheim, 1897/1951）。ストレスが多い状況は，正常だが不幸という人にとってはより重大なことである。例えば，社会経済的地位の低さは常に人を悩ませる（Eaton and Muntaner, 1999）。社会的ストレス因子が精神障害の原因になり得る一方，障害として診断されるには個人のストレスに対する反応が過剰かつ極端である必要があり，それらはつまり，その人の生物学的もしくは精神的な脆弱性を反映することである。過剰診断の問題とは，この障害と認定されるための境目（過剰かつ極端な反応）がなくなってしまったこととも言える。DSMのシステムを背景にして起きた過剰診断の問題は，ある一定以上の症状を呈する者は障害者として分類されてしまうことである。その反応が状況にふさわしいか否か，その境目が失われてしまった（Horwitz, 2007）。

　精神的苦痛の医療化はまた，すでにインターネット上で存在しているスクリーニングツールによって助長されている。これらのツールで出たスコアをもとに，自分は双極性障害である，ADHDである，と私に告げた患者の数は数え切れない。製薬業界か精神保健関係のアドボカシーが提供しているツールを使えば，もっと正確な結果が得られる。そして医師は，患者の力になりたいがために，患者の自己診断に沿った治療をしてしまうことがある。

正常性の欠落がどのような害をもたらすか

　Horwitz（2007）は，「苦悩」を医療化する背景にある善意を認めている。しかし Frances（2013）は，もし診断が正確でなければ，偏見を減らすところか医療化を不必要に増加させることになると指摘している。私には「過剰治療は通常，過剰診断によって起こる」という別の懸念がある。

　精神分析の全盛期では，精神障害のあるなしにかかわらず，誰もがソファに横になり自身の精神を探るよう指示されていた。あやふやな結果のために膨大な時間と料金を無駄にするということを除けば，このやり方にほとんど害はなかった。「不幸」を治療するために薬剤が使用されると状況は変わる。幸い，抗うつ薬は比較的無害で深刻な副作用に苦しむこともなく，長期にわたり服用することができる（今は大抵そうである）。しかし抗精神病薬ではそうはいかない。第二世代の薬では深刻な問題は起きないと考えている医師も多いが，実際には問題が起こる。不安やうつが見られる統合失調症の患者に対する長期間の処方がどのような結果をもたらすか，我々にはわからない。

　2013 年，アメリカ精神医学会はアメリカの各医学会で組織された「賢い選択」キャンペーンに参加した。当初の狙いは医療のあらゆる専門に対してより良い治療のガイドラインを設定することであった。精神医学は抗精神病薬の使用を制限する勧告を強く打ち出した。非精神病状態では，抗精神病薬を第一の治療介入として使用するべきではない，また他の方法で治療できる不眠症にも用いるべきではない（www.psychiatry.org/13-58-Choosing-Wisely-announcement.pdf），ということである。患者や社会は，精神科医が巨大製薬会社のプロパガンダではなく自分の所属

する組織（精神医学会）に従うと願うしかない。

　医療は，時に患者を不快な気分にさせることがあっても，科学的根拠に基づいて行わなければならない。処方する際には，これまで以上に細心の注意を払う必要がある。また患者が日常的によくある困難に遭遇しているときはそのように伝えるべきである。苦しみは苦しみとして受けとめ，困難なときに治療者と会うのは当たり前のことであると伝えるべきである。しかし診察評価によって患者がこの先ずっと抱えることになる診断名が出され，そしてそれが長期にわたる不必要な薬の処方につながったら，百害あって一利なしである。

　突き詰めれば，正常性の概念は哲学的な問題である。あなたがもし，人生が「普通以上」であるべきと考えるなら，すべての問題を治療可能な医学的症状と捉えて治療するだろう。一方で，人生はお世辞にも楽とは言いがたく，生きるということは常にチャレンジすることであると受け入れれば，人生で遭遇する試練をも受け入れるだろう。これは無用な困難をおとなしく受け入れるということではなく，また医学は人の寿命と QOL の向上に大きく貢献していないと言っているわけでもない。しかし過剰診断は正常の領域にまで広く及び，その原則を拡大してしまった。人生が完璧である必要はないし，常に幸福である必要もない。ただ生きるに値すると思えれば十分である。

12 我々はこれからどこへ向かうのか

過剰診断と不確実性

　過剰診断は医師だけの責任ではない。しかし医師は過剰診断をしないという選択もできる。あいまいなものを受け入れられない姿勢が，難題に対して安直な回答を出してしまうのだ。

　他に責任があるのは誰か。メディアは過剰診断に一役買っている。リポーターはいつでも，耐えがたい苦痛をもたらす，未だ知られていない精神障害の話やネタを求めている。最後に，アメリカでは，直接市民に宣伝することが可能になって，製薬業界は，医師は常に病いを把握し，すべての症状には有効な薬があるという共通の認識を植えつけるのに重要な役割を果した。

　患者とその家族は中心的な役割を担う。我々は消費者主義の時代を生きている。消費者主義は医学のあり方にも影響を与えてきた動きである。患者はもはや一方的に治療を受けるだけの存在ではなく，医師を恐れ敬うこともない。患者の多くは，本やインターネットで読んだことをもとに，診断（医師の判断）に関与したがる。患者とその家族の意思を尊重するための擁護団体も立ち上げられた。皮肉にもこのことが原因で，流行的診断を支持しているのは結果的にそれによって苦しむ人々自身である，という図が生まれてしまった。

　概して，医学の消費者主義は良いことである。しかし患者は精神障害の診断や治療に対する誤った信念に影響されやすい。この問題はあまり表面化していないかもしれない。担当の精神保健従

事者と同じものの見方をする患者は，不満を抱く理由がないから
である。

　消費者主義のプラス面は，すべての患者が自身の診断について
知る権利があることだ。しかし，これは独断的に情報が伝えられ
るべきという意味ではない。臨床医は診断が不確かな場合，次の
ような言い方だと安心して伝えることができることが多い。「あ
なたの問題は診断Xの可能性が非常に高く，これに対する治療
を行っていきますが，確実にXとは断定できないので他の可能
性があるということも留意しておいてください」

　個人的には，患者と情報を共有することに未だ議論の余地があ
るというのは驚きである。"British Medical Journal"（Callard et
al., 2013）は，精神科の患者のどのような点を医師が病理として
捉えているかを患者本人に伝えることが患者自身のためになるか
を議論した。だがこの議論は極めて重大なことを見落としてい
る。診断が間違っていないとどうしてわかるのか，ということで
ある。精神科の診断が不確かだと認めることはおそらく，王様が
裸だと言うのと同じようなことだろう。

　患者がどうして説明を強く求め，障害のカテゴリーに愛着を持
つようになるのか理解することはできる。診断が確実な場合は有
効な治療につながるので，その過程は楽観的なものになる。しか
し症状に名前がついただけで治療の有効性に疑問が残る場合，そ
の過程は悲観的なものとなる。

　私はほぼ毎日，患者が自分は（あるいは身内が）この障害だと
診断されたことがあると訴えるのを耳にする。大抵これらの診断
は2，3個の症状や，非特異的なテストに基づいて出されたもの
である。このことからわかるのは，他の多くの人と同じように医
師も，疑わしいものより確かなものを選ぶ傾向があるということ

である。しかし精神障害の性質を特定するとなれば，疑わしさは
出発点である。

過剰診断を乗り越える

　根拠に基づく臨床は現在，医学と精神医学の分野でガイドライ
ンとして幅広く受け入れられている。このことは結果として，大
きな社会貢献をした。我々はこれからも医師と患者が臨床経験や
見解ではなくデータを信頼するよう促していくべきである。しか
し注意深く科学的文献を勉強するほど，答えよりも疑問が多く生
じてくる。医学の発見のほとんどは，結局のところ再現不可能で
あるから，どんな結論も正しい，あるいはどんな治療も効果があ
ると確信できるメタ分析とコクラン報告を待たなければならな
い。治療後の経過や結果があいまいなものに頼るのは危険だ。
例えば，FDA が認可した医薬品に表示されている効能・効果は
信用度が低い。FDA は 2 回しか試験を行わず，その試験費用を
負担するのは大抵医薬品業界である。臨床医にとって一番良いの
は，慎重深さと懐疑的な見方に鍛えられた，ある程度の楽観性を
持つことである。

　同じように，精神医療も根拠に基づいた診断を導入するべきあ
る。そうすることによって治療研究のときと同じ注意深さと懐疑
的な視点で診断プロセスを進めることができる。新たな診断を見
立てたり，知的好奇心をもとに過去の診断をより広く応用するこ
ともできるが，良い結果につながるかどうか辛抱強く待つこと
が大切である。過剰診断を防ぐには無駄な情熱をなくす必要が
ある。流行や流行病は確実性へのニーズがもとになって起こる
(Paris, 2013b)。状況をより良くするためには何ができるかという
と，不確実性を養うことである。

　これには長期的な展望を要する。診断は移り変わるし，体系分類が導入されてから削除されたものもある。私が医学生だった頃に習ったのは DSM–Ⅰ だった。50 年経てば DSM-5 もまた時代遅れになる。未来の精神科医たちは，21 世紀初めの医師たちがこれらのカテゴリーを大真面目に捉えるほど無知であったことを不思議に思うだろう。

　私は，長い目で見れば，今日の過剰診断の水準は歴史的に珍しいものとなると楽観的に考えている。知識が増えれば，臨床問題を過剰に単純化する理由もなくなる。未来の診断マニュアルはおそらく DSM-5 や RDoC システムとは全く違ったものになっているだろう。診断は，病理に対するより深く徹底した理解に基づいて行われると期待したい。しかし，それには何十年という時間がかかる。我々は引き続き，患者には謙虚な態度で接するべきである。

　この本では無知を前にした謙虚さについて提起した。また精神科医は恥じる必要はないということも議論した。我々は想像もつかないような未来へと続く長い旅のほんの始まりにいる。過剰診断が創り出すのは，「我々は答えを知っている」という幻想である。我々は，未だ受け入れがたいその事実を認めなければならない。

参考文献

Abrams, R, Taylor, MA. (1981): Importance of schizophrenic symptoms in the diagnosis of mania. *American Journal of Psychiatry*, 138: 658–661.

Addington, J, Epstein, I, Reynolds, A, Furimsky, I, Rudy, L, Mancini, B, et al. (2008): Early detection of psychosis: finding those at clinical high risk, *Early Intervention in Psychiatry*, 2: 147–153.

Akiskal HS, Chen SE, Davis GC. (1985): Borderline: an adjective in search of a noun. *Journal of Clinical Psychiatry*, 46: 41–48.

Akiskal, HS. (2002): The bipolar spectrum: the shaping of a new paradigm in psychiatry. *Current Psychiatry Reports*, 4: 1–3.

Akiskal, HS, Akiskal, KK, Lancrenon, S, Hantouche, EG, Fraud, J-P, Gury, C, et al. (2006): Validating the bipolar spectrum in the French National EPIDEP Study: overview of the phenomenology and relative prevalence of its clinical prototypes. *Journal of Affective Disorders*, 96: 197–205.

Akiskal, HS, McKinney, WT, Jr. (1973): Depressive disorders: toward a unified hypothesis. *Science*, 182: 20–29.

Altman, DG, Bland, JM. (1994): Diagnostic tests: sensitivity and specificity. *BMJ*, 308 (6943): 1552.

American Psychiatric Association. (2010). *Practice Guideline for the Treatment of Patients with Major Depressive Disorder* (2nd ed.). Washington, DC: American Psychiatric Press.

American Psychiatric Association. (2013): *Diagnostic and Statistical Manual of Mental Disorders* (5th ed.). Washington, DC: Author.

Angell, M. (2000): Is academic medicine for sale? *New England Journal of Medicine*, 342: 1516–1518.

Angold, A, Erkanli, A, Egger, HL, Costello, EJ. (2000): Stimulant treatment for children: a community perspective. *Journal of the American Academy of Child & Adolescent Psychiatry*, 39: 975–984.

Baer, RA, Peters, JR, Eisenhlorh, TA, Geiger, PJ, Sauer, SE. (2012): Emotion-related cognitive processes in borderline personality disorder: a review of the empirical literature. *Clinical Psychology Review*, 32: 359–369.

Barkley, RA. (2006): *Attention–Deficit Hyperactivity Disorder: A Handbook For Diagnosis and Treatment* (3rd ed.). New York: Guilford Press.

Barroilhet, S, Vohringer, PA, Ghaemi, SN. (2013): Borderline versus bipolar: differences matter. *Acta Psychiatrica Scandinavica* 128: 385–386.

Basu, S, Parry, P. (2013): The autism spectrum disorder 'epidemic': need for biopsychosocial formulation. *Australian and New Zealand Journal of Psychiatry* (in press), 47: 1116–1118.

Bateman, A, Fonagy, P. (2004): *Psychotherapy for Borderline Personality Disorder: Mentalization Based Treatment.* Oxford: Oxford University Press.

Batstra, L, Frances, AJ. (2012): DSM-5 further inflates Attention Deficit Hyperactivity Disorder. *Journal of Nervous and Mental Diseases*, 200: 486–488.

Beck, AT. (2008): The evolution of the cognitive model of depression and its neurobiological correlates. *American Journal of Psychiatry*, 165: 969–977.

Biederman J, Newcorn, J, Sprich, S. (1991): Comorbidity of attention deficit hyperactivity disorder with conduct, depressive, anxiety, and other disorders. *American Journal of Psychiatry*, 148: 564–577.

Bishop, D, Rutter, M. (2009): Neurodevelopmental disorders: conceptual issues. In Rutter, M, Bishop, DVM, Pine, DS, Scott, S, Stevenson, J, Taylor E, Thapar, A (Eds.), *Rutter's Child and Adolescent Psychiatry* (5th ed.) Oxford: Blackwell Publishing.

Biskin, R, Paris, J. (2012): Diagnosis of borderline personality disorder. *Canadian Medical Association Journal*, 184: 1789–1794.

Black, DW, Gunter, T, Loveless, P, Allen, J. (2010): Antisocial personality disorder in incarcerated offenders: Psychiatric comorbidity and quality of life. *Annals of Clinical Psychiatry*, 22: 113–120.

Black, DW, Grant, JE. (2014): *DSM-5 Guidebook: The Essential Companion to the Diagnostic and Statistical Manual of Mental Disorders, Fifth Edition*. Washington, DC: American Psychiatric Publishing.

Blazer, D. (2013): Neurocognitive disorders in DSM-5. *American Journal of Psychiatry*, 170: 585–587.

Blier, P. (2008): Do antidepressants really work? *Journal of Psychiatry & Neuroscience*, 33: 89–90.

Bloom, P. (2004): *Descartes' Baby: How the Science of Child Development Explains What Makes Us Human*. New York: Basic Books.

Blum, N, St John, D, Pfohl, B, Black, DW. (2008): Systems Training for Emotional Predictability and Problem Solving (STEPPS) for outpatients with borderline personality disorder: a randomized controlled trial and 1-year follow-up. *American Journal of Psychiatry*, 165: 468–478.

Bosanac, P, Patton, GC, Castle, DJ. (2010): Early intervention in psychotic disorders: faith before facts. *Psychological Medicine*, 40(3): 353–358.

Bracken, P, Thomas, P, Timimi, S, Asen, E. (2012): Psychiatry beyond the current paradigm. *British Journal of Psychiatry*, 201: 430–434.

Brady, K, Pearlstein, T, Asnis, GM, Baker, D, Rothbaum, B, Sikes, CR, Farfel, GM. (2000): Efficacy and safety of sertraline treatment of posttraumatic stress disorder: a randomized controlled trial. *Journal of the American Medical Association*, 283: 1837–1844.

Breslau, N, Davis, GC, Andreski, P. (1991): Traumatic events and posttraumatic stress disorder in an urban population of young adults. *Archives of General Psychiatry*, 48: 216–222.

Breslau, N, Bohnert, KM, Koenen, KC. (2010): The 9/11 attack and post-traumatic stress disorder revisited. *Journal of Nervous & Mental Disease*, 198: 539–543.

164

Cade, JF. (1949): Lithium salts in the treatment of psychotic excitement. *Medical Journal of Australia*, 3: 349–352.

Callard, F, Bracken, P, David, P, Sarotrius, N. (2013): Has psychiatric diagnosis labelled rather than enabled patients? *BMJ*, 347: f4312.

Campbell, WK, Miller, JD. (2011): *Handbook of Narcissism and Narcissistic Personality Disorder*. New York: Wiley.

Casacalenda, N, Boulenger, JP. (1998): Pharmacological treatments effective in both generalized anxiety disorder and major depressive disorder: clinical and theoretical implications. *Canadian Journal of Psychiatry*, 43: 722–730.

Centers for Disease Control. (2011): Prevalence of attention-deficit hyperactivity disorder. http://www.cdc.gov/ncbddd/adhd/prevalence.html, accessed October 2013.

Chan, D, Sireling, L. (2010): "I want to be bipolar". . . a new phenomenon. *The Psychiatrist*, 34: 103–105.

Cipriani, AA, Furukawa, TA, Salanti, G, Geddes, JR, Higgins, JPT, Churchill, R, Watanabe, N, Nakagawa, A, Omori, IM, McGuire, H, Tansella, M, Barbui, C. (2009): Comparative efficacy and acceptability of 12 new-generation antidepressants: a multiple-treatments meta-analysis. *Lancet*, 373: 746–758.

Coid, J, Yang, M, Tyrer, P, Roberts, A, Ullrich, S. (2006): Prevalence and correlates of personality disorder in Great Britain. *British Journal of Psychiatry*, 188: 423–431.

Comer, JS, Mojtabai, R, Olfson, M. (2011): National trends in the antipsychotic treatment of psychiatric outpatients with anxiety disorders. *American Journal of Psychiatry*, 168: 1057–1065.

Cooper, JE, Kendell, RE, Gurland, BJ. (1972): *Psychiatric Diagnosis in New York and London*. London: Oxford University Press.

Corrigan, PW, ed. (2005): *On the Stigma of Mental Illness: Practical Strategies for Research and Social Change*. Washington, DC: American Psychological Association.

Costa, PT, Widiger, TA (Eds.). (2013): *Personality Disorders and the Five Factor Model of Personality* (3rd ed.). Washington, DC: American Psychological Association.

Craddock, N, Owen, MJ. (2005): The beginning of the end for the Kraepelinian dichotomy. *British Journal of Psychiatry*, 186: 364–366.

Cronbach, LJ, Meehl, PE. (1951): Construct validity in psychological tests. *Psychological Bulletin*, 52: 281–302.

Cukor, J, Spitalnick, Difede, J, Rizzo, A, Rothbaum, BO. (2009): Emerging treatments for PTSD. *Clinical Psychology Review*, 29: 715–726.

Cumyn, L, French, L, Hechtman L. (2009): Comorbidity in adults with attention-deficit hyperactivity disorder. *Canadian Journal of Psychiatry*, 54: 673–683.

Danaei, G, Ding, EL, Mozaffarian, D, Taylor, B, Rehhm, J, Murray, C, Ezzati, M. (2009): The preventable causes of death in the United States: comparative risk assessment of dietary, lifestyle, and metabolic risk factors. *PLOS Medicine* 6(4): e1000058. doi:10.1371/journal.pmed.1000058.

Decker, H. (2013): *Making the DSM-III*. New York: Oxford University Press.

deRaedt, R, Koster, EHW. (2010): Understanding vulnerability for depression from a cognitive neuroscience perspective: a reappraisal of attentional factors and a new conceptual framework. *Cognitive, Affective, & Behavioral Neuroscience*, 10: 50–70.

Djulbegovic, M, Beyth, RJ, Dahm, P. (2010): Screening for prostate cancer: systematic review and meta-analysis of randomised controlled trials. *British Medical Journal*, 341: 4543

Dunner, DI, Tay, KL. (1993): Diagnostic reliability of the history of hypomania in bipolar II patients and patients with major depression. *Comprehensive Psychiatry*, 34: 303–307.

Durkheim, E. (1897/1951). *Suicide: A Study in Sociology*. New York: Free Press.

Durston, S. (2003): A review of the biological bases of ADHD: what have we learned from imaging studies? *Mental Retardation and Developmental Disabilities Research Reviews*, 9: 184–195.

Dutta, R, Murray, RM. (2010): A life-course approach to psychosis: outcome and cultural variation. In Millon, T, Krueger, R, Simonsen, E. (Eds.), *Contemporary Directions in Psychopathology: Scientific Foundations of the DSM-V and ICD-11*. New York: Guilford Press, pp. 515–522.

Eaton, WW, Muntaner, C. (1999): Socioeconomic stratification and mental disorder. In Horwitz, AV, Scheid, TA (Eds.), *A Handbook for the Study of Mental Health: Social Contexts,*

Theories, and Systems. New York: Cambridge University Press, pp. 259–283.

Eisenberg, L. (1986): Mindlessness and brainlessness in psychiatry. *British Journal of Psychiatry*, 148: 497–508.

Elliott, C. (2003): *Better Than Well: American Medicine Meets the American Dream.* New York: Norton.

Engel, GL. (1980): The clinical application of the biopsychosocial model. *American Journal of Psychiatry*, 137: 535–544.

Epperson, CN, Steiner, M, Yonkers, KA. (2012): Premenstrual dysphoric disorder: evidence for a new category for DSM-5. *American Journal of Psychiatry*, 169: 465–475.

Esserman, LJ, Thompson, IM, Reid, B. (2013): Overdiagnosis and overtreatment in cancer: an opportunity for improvement. *Journal of the American Medical Association*, 310: 797–798.

Faraone, SV, Sergeant, J, Gillberg, C, Biederman, J. (2000): The worldwide prevalence of attention deficit hyperactivity disorder. *Journal of the American Academy of Child & Adolescent Psychiatry*, 39: 182–193.

Faraone, SV, Sergeant, J, Gillberg, C. (2003): The worldwide prevalence of ADHD: is it an American disorder? *World Psychiatry*, 2: 104–113.

Faraone, SV. (2005): The scientific foundation for understanding attention deficit/hyperactivity disorder as a valid psychiatric disorder. *European Journal of Child and Adolescent Psychiatry*, 14: 1–10.

First, MB. (2011): DSM-5 proposals for mood disorders: a cost–benefit analysis. *Current Opinion in Psychiatry*, 24: 1–9.

Fombonne, E. (2001): Is there an epidemic of autism? *Pediatrics*, 107: 411–412.

Fombonne, E. (2009): Epidemiology of pervasive developmental disorders. *Pediatric Research*, 65: 591–598.

Fournier, JC, DeRubeis, RJ, Hollon, SD, Dimidjian, S, Amsterdam, JD, Shelton, R, Fawcett, J. (2010): Antidepressant drug effects and depression severity: a patient-level meta-analysis. *Journal of the American Medical Association*, 303: 47–53.

Frances, A. (2013): *Saving Normal.* New York: Morrow.

Frank, JD, Frank, JB. (1991): *Persuasion and Healing* (3rd ed.). Baltimore, MD: Johns Hopkins.

Fulford, KWM, Thornton, T, Graham, G (Eds.). (2006). *Oxford Textbook of Philosophy and Psychiatry*. New York: Oxford University Press.

Furedi, F. (2003): *Therapy Culture*. New York: Routledge.

Geddes, JR, for the **BALANCE investigators and collaborators** (2010): Lithium plus valproate combination therapy versus monotherapy for relapse prevention in bipolar I disorder (BALANCE): a randomised open-label trial. *Lancet*, 375: 35–352.

Gold, I. (2009): Reduction in psychiatry. *Canadian Journal of Psychiatry*, 54: 506–512.

Goodwin, FK, Jamison, K. (2007): *Manic-Depressive Illness: Bipolar Disorder and Recurrent Depression* (2nd ed.). New York: Oxford University Press.

Gordon, T. (2000): *Parent Effectiveness Training: The Proven Program for Raising Responsible Children*. New York: Random House.

Gøtzsche, PC, Nielsen, M. (2011): Screening for breast cancer with mammography. *Cochrane Database Syst Rev* (1): CD001877. doi:10.1002/14651858.CD001877.pub4. PMID 21249649.

Greenberg, G. (2013): *The Book of Woe*. New York: Penguin.

Gunderson, JG. (2013): DSM-5: Current status, lessons learned, and future challenges. *Personality Disorders: Theory, Research, Treatment*, 4: 378–380.

Gunderson, JG, Weinberg, I, Daversa, M, Kueppenbender, KD, Zanarini, MC, Shea, MT, Skodol, AE, Sanislow, CA, Yen, S, Morey, LC, Grilo, CM, McGlashan, TH, Stout, RL, Dyck, I. (2006): Descriptive and longitudinal observations on the relationship of borderline personality disorder and bipolar disorder. *American Journal of Psychiatry*, 163: 1173–1178.

Hamilton, M. (1959): The assessment of anxiety states by rating. *British Journal of Medical Psychology*, 32: 50–55.

Hansen, R, Gaynes, B, Thieda, P, Gartlehner, G, Deveaugh-Geiss, A, Krebs, E, Lohr, K (2008): Meta-analysis of major depressive disorder relapse and recurrence with second-generation antidepressants *Psychiatric Services*, 59: 1121–1130.

Hirschfeld, RMA. (2000): Antidepressants in long-term therapy: a review of tricyclic antidepressants and selective serotonin reuptake inhibitors. *Acta Psychiatrica Scandinavica*, 101(S403): 35–38.

Hoch, PH, Cattell, JP, Strahl, MD, Penness, HH. (1962). The course and outcome of pseudoneurotic schizophrenia. *American Journal of Psychiatry*, 119: 106–115.

Horwitz, AV. (2007): Transforming normality into pathology: the *DSM* and the outcomes of stressful social arrangements. *Journal of Health and Social Behavior*, 48: 211–219.

Horwitz, AV, Wakefield, JC. (2007): *The Loss of Sadness: How Psychiatry Transformed Normal Sorrow Into Depressive Disorder*. New York: Oxford University Press.

Horwitz, AV, Wakefield, JC. (2012): *All We Have to Fear: Psychiatry's Transformation of Natural Anxieties into Mental Disorders*. New York: Oxford University Press.

Hudson, JL Hiripi, E, Pope, HG, Kessler, RC. (2007): The prevalence and correlates of eating disorders in the National Comorbidity Survey Replication. *Biological Psychiatry*, 61: 348–358.

Hyman, S. (2007): Can neuroscience be integrated into the DSM-V? *Nature Reviews Neuroscience*, 8: 725–732.

Hyman, S. (2010): The diagnosis of mental disorders: the problem of reification. *Annual Review of Clinical Psychology*, 6: 155–179.

Hyman, S. (2011): Diagnosis of mental disorders in the light of modern genetics. In Regier, D, Narrow, WE, Kuhl, E, Kupfer, DJ. (Eds.), *The Conceptual Evolution of DSM-5*. Washington, DC: American Psychiatric Publishing, pp. 3–18.

Insel, TR. (2009): A strategic plan for research on mental illness translating scientific opportunity into public health impact. *Archives of General Psychiatry*, 66: 128–133.

Insel, T, Quirion, R. (2005): Psychiatry as a clinical neuroscience discipline. *Journal of the American Medical Association*, 294: 2221–2224.

Ioannidis, JPA. (2005): Why most published research findings are false. *PLoS Med*, 2(8): e124.

Iversen A, Fear NT, Hull L, Greenberg N, Jones M, Browne T, Murphy D, Hotopf M, Rona R, Wessely S. (2007): Pre-enlistment vulnerability factors and their influence on health outcomes amongst UK Military Personnel. *British Journal of Psychiatry*, 191: 506–511.

Jacob, V, Cahttopadhyay, SK, Sipe, TA, Thota, AB, Byard, GJ, Chapman, DP. (2012): Economics of collaborative care for management of depressive disorders: a community guide systematic review. *American Journal of Preventive Medicine*, 42: 539–549.

Jobe, TH, Harrow, M. (2005): Long-term outcome of patients with schizophrenia: a review. *Canadian Journal of Psychiatry*, 50: 892–900.

Kahnemann, D. (2011): *Thinking Fast and Slow*. New York: Macmillan.

Kanner, L. (1943): Autistic disturbances of affective contact. *Nervous Child*, 2: 217–250.

Kendler, KS. (1990): Towards a scientific psychiatric nosology: strengths and limitations. *Archives of General Psychiatry*, 47: 969–973.

Kendler, KS. (2005): "A Gene for…": the nature of gene action in psychiatric disorders. *American Journal of Psychiatry*, 162: 1243–1252.

Kendler, KS, Neale, M, Kessler, R. (1995): The structure of the genetic and environmental risk factors for six major psychiatric disorders in women. *Archives of General Psychiatry*, 52: 474–470.

Kendler, KS, Karkowski, LM, Prescott, CA. (1999): Causal relationship between stressful life events and the onset of major depression. *American Journal of Psychiatry*, 156: 837–841.

Kessler, RC, Adler, L, Barkley, R, Biederman, J, Conners, CK. (2006): The prevalence and correlates of adult ADHD in the United States: results from the National Comorbidity Survey replication. *American Journal of Psychiatry*, 163: 716–723.

Kessler, RC, Anthony, JC, Blazer, DG, Bromet, E, Eaton, WW, Kendler, K, Swartz, M, Wittchen, H-U, Zhao, S. (1997). The US National Comorbidity Survey: overview and future directions. *Epidemiologia e Psichiatria Sociale*, 6: 4–16.

Kessler, RC, Berglund PA, Chu, WT, Deitz, AC, Hudson, JI. (2013): The prevalence and correlates of binge eating disorder in the World Health Organization World Mental Health Surveys. *Biological Psychiatry*, 73: 904–914.

Kessler, RC, Chiu, WT, Demler, O, Merikangas, KR, Walters, EE. (2005a): Prevalence, severity, and comorbidity of 12-month DSM-IV disorders in the National Comorbidity Survey Replication. *Archives of General Psychiatry*, 62: 617–627.

Kessler, RC, Demler, O, Frank, RG, Olfson, M, Pincus, HA, Walters, EE, et al. (2005b): Prevalence and treatment of mental disorders, 1990 to 2003. *New England Journal of Medicine*, 352: 2515–2523.

Kim, YS, Leventhal, BL, Koh, Y-J, Fombonne, E, Laska, EE, Lim, C, et al. (2011): Prevalence of autism spectrum disorders in a total population sample. *American Journal of Psychiatry*, 168: 904–912.

Kirmayer, LJ, Gold, I. (2012): Critical neuroscience and the limits of reductionism. In Choudury, S, Slaby, J (Eds.), *Critical Neuroscience: A Handbook of the Social and Cultural Contexts of Neuroscience*, pp. 307–330. New York: Wiley-Blackwell.

Kirsch, I, Deacon, BJ, Huedo-Medina, TB, Scoboria, A, Moore, TJ. (2008): Initial severity and antidepressant benefits: a meta-analysis of data submitted to the Food and Drug Administration. *PLoS Med*, 5: e45.

Klerman, G. (1986): Historical perspectives on contemporary schools of psychopathology. In Millon, T, Klerman, G (Eds.), *Contemporary Psychopathology: Towards the DSM-IV*. New York: Guilford, pp. 3–28.

Klerman GL. (1990): The psychiatric patient's right to effective treatment: implications of Osheroff v. Chestnut Lodge. *American Journal of Psychiatry*, 147: 409–418.

Koenigsberg, H. (2010). Affective instability: Toward an integration of neuroscience and psychological perspectives. *Journal of Personality Disorders*, 24: 60–82.

Kogan, MD, Blumberg, SJ, Boyle, CA, Perrin, JM. (2009): Prevalence of parent-reported diagnosis of autism spectrum disorder among children in the US, 2007. *Pediatrics*, 124: 2022.

Kraemer, HC, Kupfer, DJ, Clarke, DE, Narrow, WE, Regier, DA. (2012): DSM-5: How reliable Is reliable enough? *American Journal of Psychiatry*, 169: 1.

Kraepelin, E. (1921): *Manic-Depressive Insanity and Paranoia* (Barclay, RM, Trans., Robertson, GM, Ed.). Edinburgh: E and S Livingstone.

Kupfer, DJ, Regier, DA. (2011): Neuroscience, clinical evidence, and the future of psychiatric classification in DSM-5. *American Journal of Psychiatry*, 168: 172–174.

Lai, M-C, Lombardo, MV, Baron-Cohen, S. (2013): Autism. *Lancet* (online)

Lake CR, Hurwitz N. (2006). Schizoaffective disorders are psychotic mood disorders: there are no schizoaffective disorders. *Psychiatry Research*, 143: 255–287.

Lambert M (Ed.). (2013): *Handbook of Psychotherapy and Behavior Change*. New York: Wiley.

Lane, C. (2007): *Shyness*. New Haven, CT: Yale University Press.

Lange, KW, Reichl, S, Lange, KM, Tucha, L, Tucha, O. (2010): The history of attention deficit hyperactivity disorder. *ADHD: Attention Deficit Hyperactivity Disorder*, 2: 241–255.

Leighton, AH. (1959): *My Name Is Legion: The Stirling County Study of Psychiatric Disorder and Sociocultural Environment*. New York: Basic Books.

Lenzenweger, MF, Lane, M, Loranger, AW, Kessler, RC. (2007): DSM-IV Personality Disorders in the National Comorbidity Survey Replication. *Biological Psychiatry*, 62: 553–556.

Leucht, S, Hierl, S, Killsing, W, Dodd, M, Davis, JM. (2012): Putting the efficacy of psychiatric and general medicine medication into perspective: review of meta-analyses. *British Journal of Psychiatry*, 97–106.

Leung, AK, Lemay, JF. (2003): Attention deficit hyperactivity disorder: an update. *Advances in Therapeutics*, 20: 305–318.

Linehan, MM. (1993): *Dialectical Behavior Therapy for Borderline Personality Disorder*. New York: Guilford.

Livesley, WJ, Jang, KL, Vernon, PA. (1998): Phenotypic and genetic structure of traits delineating personality disorder. *Archives of General Psychiatry*, 55: 941–948.

Matson, JL, Williams L. (2013): Differential diagnosis and comorbidity: distinguishing autism from other mental health issues. *Neuropsychiatry*, 3: 233–243.

McFarlane, AC. (1989): The aetiology of post-traumatic morbidity: predisposing, precipitating, and perpetuating factors. *British Journal of Psychiatry*, 154: 221–228.

McGorry PD, Yung AR, Bechdolf A, Amminger P. (2008): Back to the future: predicting and reshaping the course of psychotic disorder. *Archives of General Psychiatry*, 65: 25–27.

McGorry, PD, Nelson, B, Goldstone, S, Yung, A. (2010): Clinical staging: a heuristic and practical strategy for new research and better health and social outcomes for psychotic and related mood disorders. *Canadian Journal of Psychiatry*, 55: 486–497.

McHugh, PR. (2005): *The Mind Has Mountains*. Baltimore, MD: Johns Hopkins Press.

McHugh, PR, Treisman, G. (2007): PTSD: a problematic diagnostic category. *Journal of Anxiety Disorders*, 21: 211–22.

McNally, RJ. (2003). *Remembering Trauma*. Cambridge, MA: Belknap Press/Harvard University Press.

McNally, RJ. (2007): Can we solve the mysteries of the National Vietnam Veterans Readjustment Study? *Journal of Anxiety Disorders*, 21: 192–200.

McNally, RJ. (2009): Can we fix PTSD? *Depression and Anxiety*, 26: 597–600.

McNally, RJ, Breslau, N. (2008): Does virtual trauma cause post-traumatic stress disorder? *American Psychologist*, 63: 282–283.

McPartland, JC, Reichow, B, Volkmar, FR. (2012): Sensitivity and specificity of proposed DSM-5 diagnostic criteria for autism spectrum disorder. *Journal of American Acad Child Adolesc Psychiatry*, 51: 368–383.

McPheeters, M, Warren, Z, Sathe, N J., Bruzek, J, Krishnaswami, S, Jerome, R, Veenstra-VanderWeele, J. (2011): A systematic review of medical treatments for children with autism spectrum disorders. *Pediatrics* online, April 4, 2011.

Menninger, K. (1963). *The Vital Balance: The Life Process in Mental Health and Illness*. New York: Viking Penguin.

Miller, GA. (1956). The magical number seven, plus or minus two. *Psychological Review*, 63: 81–97.

Moffitt, TE, Caspi, A, Marrington, H, Milne, B, Melchior, M, Goldberg, D, et al. (2010): Generalized anxiety disorder and depression: childhood risk factors in a birth cohort followed to 32 years. In Goldberg, D, Kendler, KS, Sirovatka, PJ, Regier, DA (Eds.). *Diagnostic Issues in Depression and Generalized Anxiety Disorder: Refining the Research Agenda for DSM-V*. Washington, DC: American Psychiatric Press, pp. 217–240.

Moffitt, TE, Caspi, A, Taylor, A, Kokaua, J. (2009): How common are common mental disorders? Evidence that lifetime prevalence rates are doubled by prospective versus retrospective ascertainment. *Psychological Medicine*, 40: 899–909.

Mojtabai, R. (2013): Clinician-identified depression in community settings: concordance with structured-interview diagnoses. *Psychotherapy and Psychosomatics*, 82: 161–169.

Mojtabai, R, Olfson, M. (2008): National trends in psychotherapy by office-based psychiatrists. *Archives of General Psychiatry*, 65: 962–970.

Mojtabai, R, Olfson, M. (2010): National trends in psychotropic medication polypharmacy in office-based psychiatry. *Archives of General Psychiatry*, 67: 26–36.

Mojtabai R, Olfson, M. (2011): Proportion of antidepressants prescribed without a psychiatric diagnosis is growing. *Health Affairs*, 30: 1434–1442.

Moncrieff, J, Cohen, D. (2009): How do psychiatric drugs work? *British Medical Journal*, 338: b1963.

Monroe, SM, Simons, AD. (1991): Diathesis-stress theories in the context of life stress research. *Psychological Bulletin*, 110: 406–425.

Morrison, AP, French, P, Stewart, SL, Birchwood, M. (2012): Early detection and intervention evaluation for people at risk of psychosis: multisite randomised controlled trial. *British Medical Journal*, 344: e2233.

Moynihan, R, Heath, I, Henry, D. (2002): Selling sickness: the pharmaceutical industry and disease mongering. *British Medical Journal*, 324: 886–891.

National Institute for Health and Clinical Excellence (2009): *Depression: management of depression in primary and secondary care*. Accessed online, June 2012.

Newton-Howes, G, Tyrer, P, Johnson, T. (2006). Personality disorder and the outcome of depression: meta-analysis of published studies. *British Journal of Psychiatry*, 188: 13–20.

North, CS, Suris, AM, Davis, D., Smith, RP. (2009): Toward validation of the diagnosis of Posttraumatic Stress Disorder. *American Journal of Psychiatry*, 166: 34–41.

174

Offer, D., Sabshin, M. (1966): *Normality; theoretical and clinical concepts of mental health*. New York: Basic Books.

Olfson, M, Blanco, C, Wang, S, Greenhill, LL. (2013): Trends in office-based treatment of adults with stimulants in the United States. *Journal of Clinical Psychiatry*, 74: 43–50.

Pacheco-Unguetti, AP, Acosta, A, Callejas, A, Lupianez J. (2010): Attention and anxiety: different attentional functioning under state and trait anxiety. *Psychological Science*, 21: 298–304.

Palmer, BA, Pankrantz, VS, Bostwick, JM. (2005): The lifetime risk of suicide in schizophrenia: a reexamination. *Archives of General Psychiatry*, 62: 247–253.

Parens, E, Johnstone, J. (2009): Facts, values, and Attention-Deficit Hyperactivity Disorder (ADHD): an update on the controversies. *Child and Adolescent Psychiatry and Mental Health*, 3: 1–10.

Paris, J. (2008a): *Prescriptions for the Mind*. New York: Oxford University Press.

Paris, J. (2008b): *Treatment of Borderline Personality Disorder: A Guide to Evidence-Based Practice*. New York: Guilford Press.

Paris, J. (2010a): The Use and Misuse of Psychiatric Drugs: An Evidence-Based Critique. London: John Wiley.

Paris, J. (2010c): Estimating the prevalence of personality disorders. *Journal of Personality Disorders*, 24: 405–411.

Paris, J. (2010d): Effectiveness of differing psychotherapy approaches in the treatment of borderline personality disorder. *Current Psychiatry Reports*, 12: 56–60.

Paris, J. (2012): *The Bipolar Spectrum: Diagnosis or Fad?* New York: Routledge.

Paris, J. (2012b): The rise and fall of dissociative disorders. *Journal of Nervous and Mental Diseases*, 200: 1076–1079.

Paris, J. (2013): *The Intelligent Clinician's Guide to DSM-5*. New York: Oxford University Press.

Paris, J. (2013a): *The Intelligent Clinician's Guide to DSM-5*. New York: Oxford University Press.

Paris, J. (2013b): *Fads and Fallacies in Psychiatry*. London: Royal College of Psychiatrists.

Paris, J. (2013c): The limits of phenomenology. *Acta Psychiatric Scandinavica*, 128: 384.

Paris, J, Phillips, J, eds. (2013): *Making DSM-5: Historical, Ideological, and Conceptual Issues in the DSM Process*. New York: Springer.

Parker, G. (2005): Beyond major depression. *Psychological Medicine*, 35: 467–474.

Parker, G. (2011): Classifying clinical depression: an operational proposal. *Acta Psychiatrica Scandinavica*, 123: 314–316.

Parker, G. (2012): *Bipolar-II Disorder. Modelling, Measuring and Managing* (2nd ed.). Cambridge, UK: Cambridge University Press.

Parker, G, Fletcher, K, Hadzi-Pavlovic, D. (2011): Is context everything to the definition of clinical depression? A test of the Horwitz and Wakefield postulate, *Journal of Affective Disorders*, 136: 1034–1038.

Patten, SB. (2008): Major depression prevalence is high, but the syndrome is a poor proxy for community populations' clinical needs. *Canadian Journal of Psychiatry*, 53: 411–419.

Perugi, G, Angst, J, Azorin J-M, Bowden, C, Vieta, E, Young, AH. (2013): The bipolar-borderline personality disorders connection in major depressive patients. *Acta Psychiatric Scandinavica*, 128: 376–383.

Pope, HG, Lipinski, JR. (1978): Diagnosis in schizophrenia and manic-depressive illness: a reassessment of the specificity of 'schizophrenic' symptoms in the light of current research. *Archives of General Psychiatry*, 35: 811–828.

Posner, MI. (2012). *Attention in a Social World*. New York: Oxford University Press.

Posternak, MA, Zimmerman, M. (2005): Is there a delay in the antidepressant effect? A meta-analysis. *Journal of Clinical Psychiatry*, 66: 148–158.

Pratt, LA, Brody, DJ, Gu, Q. (2011): *Antidepressant use in persons aged 12 and over: United States, 2005–2008*. NCHS data brief, no 76. Hyattsville, MD: National Center for Health Statistics.

Razali, SM. (2000): Masked depression: an ambiguous diagnosis. *Australian and New Zealand Journal of Psychiatry*, 34(1): 167–170.

Rapoport, JL, Buchsbaum, MS, Zahn, TP, Weingartner, H, Ludlow, C, Mikkelsen EJ. (1978): Dextroamphetamine: cognitive and behavioral effects in normal prepubertal boys. *Science*, 199: 560–563.

Rauch, SAM, Eftekhari, A, Ruzek, JI. (2012): Review of exposure therapy: a gold standard for PTSD treatment. *Journal of Rehabilitation Research and Development*, 49: 679–688.

Regier, DA, Narrow, WE, Clarke, DE, Kraekere, HC, Kuramoto, J, Kuhl EA, Kupfer, DJ. (2013): DSM-5 Field Trials in the United States and Canada, Part II: test-retest reliability of selected categorical diagnoses. *American Journal of Psychiatry*, 170: 59–70.

Robins, E, Guze, SB. (1970): Establishment of diagnostic validity in psychiatric illness: its application to schizophrenia. *American Journal of Psychiatry*, 126: 107–111.

Robins, L. (1966): *Deviant Children Grown Up*. Baltimore, MD: Williams and Wilkins.

Robins LN, Regier DA. (1991): *Psychiatric Disorders in America*. New York: Free Press.

Rosen, GM, Lilienfeld, SO. (2008): Post-traumatic stress disorder: an empirical evaluation of core assumptions. *Clinical Psychology Review*, 28: 837–868.

Ruggero, C, Zimmerman, M, Chelminski, I, Young, D. (2010): Borderline personality disorder and the misdiagnosis of bipolar disorder. *Journal of Psychiatric Research*, 44: 405–408.

Russell, G. (1979): Bulimia nervosa: an ominous variant of anorexia nervosa *Psychological Medicine*, 9: 429–448.

Rutter, M, Uher, R. (2012): Classification issues and challenge in child and adolescent psychiatry. *International Review of Psychiatry*, 24: 514–529.

Satel S, Lillienfeld, S. (2013): *Brainwashed: The Seductive Appeal of Mindless Neuroscience*. New York: Basic Books.

Schneider, K. (1959): *Clinical Psychopathology*. New York: Grune and Stratton.

Schou, M. (2001). Lithium treatment at 52. *Journal of Affective Disorders*, 67: 21–32.

Seidler, GH, Wagner, FE. (2006): Comparing the efficacy of EMDR and trauma-focused cognitive-behavioral therapy in the treatment of PTSD: a meta-analytic study. *Psychological Medicine*, 36: 1515–1522.

Shah, PJ, Morton, MJS. (2013): Attention deficit hyperactivity disorder: diagnosis or normality? *British Journal of Psychiatry*, 203: 317–319.

Sharma, V, Khan, M, Smith, A. (2005): A closer look at treatment resistant depression: is it due to a bipolar diathesis? *Journal of Affective Disorders*, 84: 251–257.

Shorter, E. (1997): *A History of Psychiatry: From the Era of the Asylum to the Age of Prozac*. New York: John Wiley & Sons.

Shorter, E. (2008): *Before Prozac: The Troubled History of Mood Disorders in Psychiatry*. New York: Oxford University Press.

Siever, LJ. (2007): Biologic factors in schizotypal personality disorders. *Acta Psychiatrica Scandinavica*, 90: 45–50.

Siever, LJ, Davis, KL. (1991): A psychobiological perspective on the personality disorders. *American Journal of Psychiatry*, 148: 1647–1658.

Singh, I. (2008): Beyond polemics: science and ethics of ADHD. *Nature Reviews Neuroscience*, 9: 957–964.

Skodol, AE. (2010): Dimensionalizing existing personality disorder categories. In Millon, T, Krueger, R, Simonsen, E (Eds.), *Contemporary Directions in Psychopathology: Scientific foundations of the DSM-V and ICD-11*. New York: Guilford Press, pp. 372–373.

Skodol, AE, Bender, DS, Morey, LM, Clark, LA, Oldham, J, Alarcon, RD, et al. (2011a). Personality disorder types proposed for DSM-5. *Journal of Personality Disorders*, 25: 137–142.

Skodol, AE, Grilo, CM, Keyes, KM, Geier, T, Grant, BF, Hasin, DS. (2011b): Relationship of personality disorders to the course of major depressive disorder in a nationally representative sample. *American Journal of Psychiatry*, 168: 257–264.

Spitzer, RL. (1976): More on pseudoscience in science and the case for psychiatric diagnosis. *Archives of General Psychiatry*, 33: 459–470.

Srole, L, Fischer, AK. (1980): The Midtown Manhattan Longitudinal Study vs. "The Mental Paradise Lost Doctrine." *Archives of General Psychiatry*, 37: 209–218.

Starkevic, M, Portman, M. (2013): The status quo as a good outcome: how the DSM-5 diagnostic criteria for generalized anxiety disorder remained unchanged from the DSM-IV criteria. *Australia and New Zealand Journal of Psychiatry* online. doi:0004867413503719.

Stoffers, J, Völlm, BA, Rücker, G, Timmer, A, Huband, N,Lieb, K. (2012). Pharmacological interventions for borderline personality disorder. *Cochrane Database of Systematic Reviews*, issue 6: CD005653. doi:10.1002/14651858.CD005653.pub2.

Stoffers, JM, Völlm, BA, Rücker, G, Timmer, A, Huband, N, Lieb, K. (2012b): Psychological therapies for people with borderline personality. *Cochrane Database of Systematic Reviews*, issue 8, CD005652.

Taylor, MA. (2013): *Hippocrates Cried: The Decline of American Psychiatry*. New York: Oxford University Press.

Thombs, BD, de Jonge, P, Coyne, JC, Whooley, MA. (2008): Depression screening and patient outcomes in cardiovascular care: a systematic review. *Journal of the American Medical Association*, 300: 2161–2171.

Thompson, T. (2013): Autism research and services for young children: history, progress and challenges. *Journal of Applied Research in Intellectual Disabilities*, 26: 81–107.

Trull, TJ, Jahng, S, Tomko, RL, Wood, PK, Sher, KJ. (2010): Revised NESARC personality disorder diagnoses: gender, prevalence, and comorbidity with substance dependence disorders. *Journal of Personality Disorders*, 24: 412–426.

Uher, R, Rutter, M. (2012): Basing psychiatric classification on scientific foundation: problems and prospects. *International Review of Psychiatry*, 24: 591–605.

Valenstein, M. (2006): Keeping our eyes on STAR*D. *American Journal of Psychiatry*, 193: 1484–1486.

Van Os, J. (2009): 'Salience syndrome' replaces 'schizophrenia' in DSM-V and ICD-11: Psychiatry's evidence-based entry into the 21st century? *Acta Psychiatrica Scandinavica*, 120: 363–372.

Wakefield, JC. (2007): What makes a mental disorder mental? *Philosophy, Psychiatry, and Psychology*, 13: 123–131.

Wakefield, JC, Schmitz, MF, First, MB, Horwitz, A. (2007): Extending the bereavement exclusion for major depression to other losses. *Archives of General Psychiatry*, 64: 433–440.

Wakefield, JC. (2012): DSM-5: proposed changes to depressive disorders. *Current Medical Research & Opinion*, 28: 335–343.

Weiss, G, Hechtman, L. (2002): *Hyperactive Children Grown Up: ADHD in Children, Adolescents, and Adults* (2nd ed.). New York: Guilford.

Welch, HG, Schwartz, L, Woloshin, S. (2011): *Overdiagnosed: Making People Sick in the Pursuit of Health*. Boston: Beacon Press.

Wittchen, H-U, Fehm, L. (2001): Epidemiology, patterns of comorbidity, and associated disabilities of social phobia. *Psychiatric Clinics of North America*, 24: 617–641.

Young, A. (1997): *The Harmony of Illusions: Inventing Post-Traumatic Stress Disorder*. Princeton, NJ: Princeton University Press.

Young, AH, Hammond, JM. (2007): Lithium in mood disorders: increasing evidence base, declining use? *British Journal of Psychiatry*, 191: 474–476.

Zanarini, MC, Gunderson, JG, Frankenburg, FR, Chauncey, DL. (1989): The Revised Diagnostic Interview for Borderlines: discriminating BPD from other Axis II disorders. *Journal of Personality Disorders*, 3: 10–18.

Zanarini, MC, Frankenburg, F, Reich, B, Fitzmaurice, G. (2012): Attainment and stability of sustained symptomatic remission and recovery among borderline patients and Axis II comparison subjects: a 16-year prospective followup study. *American Journal of Psychiatry*, 169: 476–483.

Zimmerman, M, Chelminski, I. (2003): Generalized anxiety disorder in patients with major depression: is DSM-IV's hierarchy correct? *American Journal of Psychiatry*, 160: 504–512.

Zimmerman, M, Chelminski, I, Young, D, Dalyrymple, K, Martinez, J. (2011): Does DSM-IV already capture the dimensional nature of personality disorders? *Journal of Clinical Psychiatry*. doi:10.4088/JCP.11m06974.

Zimmerman, M, Chelminski, I, Young D, Dalyrymple, K, Martinez, J. (2012): Impact of deleting 5 DSM-IV personality disorders on prevalence, comorbidity, and the association between personality disorder pathology and psychosocial morbidity. *Journal of Clinical Psychiatry*, 73: 202–207.

Zimmerman, M, Dalrymple, K, Chelminski, I, Young, D, Galione, JN. (2010): Recognition of irrationality of fear and the diagnosis of social anxiety disorders and specific phobia in adults" implications for criteria revision in DSM-5. *Depression & Anxiety*, 27: 1044–1049.

Zimmerman, M, Galione, J. (2010): Psychiatrists' and nonpsychiatrist physicians' reported use of the DSM-IV criteria for major depressive disorder. *Journal of Clinical Psychiatry*, 71: 235–238.

Zimmerman, M, Galione, JN, Ruggero, CJ, Chelminski, I, Young, D, Dalrymple, K, McGlinchey, JB. (2010): Screening for bipolar disorder and finding borderline personality disorder. *Journal of Clinical Psychiatry*, 71: 1212–1217.

Zimmerman, M, Mattia, J. (1999): Differences between clinical and research practices in diagnosing borderline personality disorder. *American Journal of Psychiatry*, 156: 1570–1574.

Zimmerman, M, Rothschild, L, Chelminski, I. (2005). The prevalence of DSM-IV personality disorders in psychiatric outpatients. *American Journal of Psychiatry*, 162: 1911–1918.

Zimmerman, M, Thongy, T. (2007): How often do SSRIs and other new-generation antidepressants lose their effect during continuation treatment? Evidence suggesting the rate of true tachyphylaxis during continuation treatment is low. *Journal of Clinical Psychiatry*, 68: 1271–1276.

Zohar, J, Fostick, L, Cohen, A, Bleich, A, Dolfin, D, Weissman, Z, Doron, M, Kaplan, Z, Klein, E, Shalev, A. (2009): Risk factors for the development of posttraumatic stress disorder following combat trauma: a semiprospective study. *Journal of Clinical Psychiatry*, 70: 1629–1635.

Zorumski, R. (2009): Looking forward. In North, CS, Yutzy, SH. (Eds.), *Goodwin and Guze's Psychiatric Diagnosis*. New York: Oxford University Press, pp. xxv–xxxii.

Zorumski C, Rubin E. (2011): *Psychiatry and Clinical Neuroscience: A Primer*. New York: Oxford University Press.

訳者あとがき

　この本を手に取って読んだときに，DSM に対する違和感を海の向こうでも同じく感じている精神科医がいるのだと知り内心ニヤリとした。本書にも出てくるように「医学部の時代に DSM-Ⅰを習いレジデントの時代に DSM-Ⅱを教わった」とあり，「DSM-Ⅲ（1980 年）から実際に臨床で使えるようになった」との流れの中から察するに，筆者（1952 年生まれ）と同じ年代であると推察した。HP（https://www.mcgill.ca/tcpsych/faculty/joelparis）を訪ねてみると，生年月日こそ記載はなかったが掲載された写真を観るとほぼ同年代の風貌で，それは確信になった。

　診断は社会学的に言えばレッテル張りに他ならない。我々が大学で精神科の研修を受けた時代では精神科の診断は"状態像"でも構わないと教えられた。その代表が"神経衰弱状態"である。そのような"状態像"診断であったからこそ健康な状態に戻った折には"精神分裂病"であるとか"統合失調症"とレッテルを張られずに社会生活に溶け込めた方もいたに違いない。"状態像"診断だからと言って治療が不適切であったり遅れたりしたわけではない。現代と同じようにあらゆる可能性を予測して治療は開始された。精神医学の診断には生物学的指標が存在しないので器質精神病以外の診断は面接が診断のすべてを決すると言っても過言ではない。また，文化圏で診断が異なるのは広く指摘されていた事実であり，医学の発展や研究には統一基準が必要であるのは急務であった。生物学的指標が存在しない中にあって可能な限り正確な診断を下すには操作的診断はやむを得ないものであるとも言

える。しかし，生活史や家族歴，取り巻く環境を精査することなく，ろくな観察もせずにマニュアルに記載してある症状を数えあげてレッテルを貼っていくのは，本書も指摘しているが奇妙な光景でもある。診断には詳細な観察と傾聴が必須である。その後は筆者も指摘しているように"もはや診断とセットになっている投薬"がある。製薬会社は新開発の薬剤の処方を熱心に推進する。至極，当然ではあるが，医学的診断無しには処方箋は切れないのである。そこで著者は安易に薬を処方することなく他に臨床医がすべきことがあると警鐘を鳴らしている。人生は種々なことが起こり得る。それに，いちいちレッテルを貼っても精神科医と製薬会社を儲けさせることにしかならない。普通に山あり谷ありの人生を自助努力で乗り越えられるように若干の援助をしつつも，重大な障害は最小限に食い止めることが我々精神科医の仕事と肝に銘じたい。今後，このDSM-5がどれくらい日本の精神医療に受け容れられのかを見守りたい。

　最後に本の完成に当たって協力，示唆を頂いた松尾季実子さんに感謝する。また，出版を快く請け負って頂いた星和書店の石澤雄司社長（電話口で35年前に共訳したL. E. Arnoldの話をしたら直ぐに思い出していただいた）と担当の岡部浩さんに感謝したい。

2017年3月

村上　雅昭

著者・訳者紹介

◆ 著者　ジョエル・パリス（Joel Paris）

　　　　マギル大学　精神医学教授

◆ 訳者　村上雅昭（むらかみ　まさあき）

　　　　医学博士，精神科専門医，精神保健指定医。
　　　　1952 年 8 月 9 日生
　　　　1977 年　慶応義塾大学医学部卒業，慶應義塾大学医学部精神神経学教
　　　　　　　　室入室。
　　　　　　　　医療法人財団厚生協会大泉病院，国立療養所久里浜病院，
　　　　　　　　教室勤務を経て，
　　　　1996 年　明治学院大学入職。現在，社会学部教授。

現代精神医学を迷路に追い込んだ過剰診断

2017年5月26日　初版第1刷発行

著　　者　ジョエル・パリス
訳　　者　村　上　雅　昭
発 行 者　石　澤　雄　司
発 行 所　㈱星　和　書　店
　　　　　〒168-0074　東京都杉並区上高井戸1-2-5
　　　　　電　話　03（3329）0031（営業部）／03（3329）0033（編集部）
　　　　　FAX　03（5374）7186（営業部）／03（5374）7185（編集部）
　　　　　http://www.seiwa-pb.co.jp
印刷・製本　中央精版印刷株式会社

Printed in Japan　　　　　　　　　　　　　　　ISBN978-4-7911-0958-6

反面教師としてのDSM

―精神科臨床診断の方法をめぐって―

［著］ 中安信夫

B5判　224頁　本体価格 4,600円

我が国の精神科臨床を頽廃させかねないDSM（精神疾患の診断と統計マニュアル）の蔓延を食い止めるべく四半世紀にわたりDSMを批判し続けてきた著者が、本書においてさらなる戦いに挑む。

体験を聴く・症候を読む・病態を解く

精神症候学の方法についての覚書

［著］ 中安信夫

四六判　208頁　本体価格 2,600円

統合失調症の具体的な心的体験を取り上げ、そこから精神症候を読み取り、さらには病態心理を読み解くために著者が編み出してきた独自の精神症候学的方法を述べる。

発行：星和書店　http://www.seiwa-pb.co.jp　価格は本体（税別）です

精神科医の戦略&戦術ノート

精神科救急病棟で学んだこと

［著］白鳥裕貴

四六判　292頁　本体価格 2,500円

長年の精神科救急の経験から得た知恵やコツ、後輩医師や研修医に話してウケがよかった話などを戦略、戦術という視点からまとめた覚え書。手軽に読める、臨床や病棟運営のノウハウが満載の書。

精神科における予診・初診・初期治療

［著］笠原嘉

四六判　180頁　本体価格 2,000円

名著『予診・初診・初期治療』（精神科選書）が、大幅に加筆訂正されついに復刊。外来診察を行う上での心構えやコツが具体的に平易な言葉で述べられる。精神科臨床の作法を学ぶのに最適。

発行：星和書店　http://www.seiwa-pb.co.jp　価格は本体(税別)です

抗うつ薬の時代

うつ病治療薬の光と影

［著］デーヴィッド・ヒーリー
［訳］林建郎、田島治
A5判　424頁　本体価格 3,500円

本書は、単なる抗うつ薬誕生の物語ではない。 米国に限局して始まった医療が、巨大企業の販売戦略で世界中に広まってきた。 本書は、うつ病と抗うつ薬の登場を軸にし、現代精神医学にひそむ問題点を鋭くえぐる。

双極うつ病

包括的なガイド

［編］リフ・S・エル-マラーク、S・ナシア・ガミー
［訳］田島治、佐藤美奈子
A5判　312頁　本体価格 3,500円

うつ病は、双極性障害で最も多くみられるが、正確に診断することは難しい。本書は、双極うつ病と単極うつ病の診断モデル、誤診と過剰診断、ADHDとの鑑別など臨床家が知りたい情報を提供。

発行：星和書店　http://www.seiwa-pb.co.jp　価格は本体（税別）です